外回り看護師のはじめての1冊

麻酔看護要点整理

〈編著〉**松原 昌城** 医療法人社団英明会 大西脳神経外科病院
手術看護認定看護師

〈執筆〉**近畿地区手術看護認定看護師会**

川原美穂子	京都大学医学部附属病院
灘本　　武	大阪医科大学附属病院
藤原　亮介	和歌山ろうさい病院
岩瀬　文恵	関西電力病院
川崎恵理子	浅香山病院
宮本久美子	大阪府済生会吹田病院
玉木　裕二	第一東和会病院
松本　麻耶	宇陀市立病院
岩井　　拓	近畿大学奈良病院
佐々木光隆	済生会滋賀県病院
中尾　康樹	神戸労災病院
村上　貴子	兵庫県立がんセンター
野瀬　珠美	大阪市立総合医療センター
谷山　智子	京都第一赤十字病院

〈イラスト〉**中山 佳之** 近畿地区手術看護認定看護師会
一般財団法人 住友病院

〈編集協力〉**豊島 康仁** 近畿地区手術看護認定看護師会 会長
大阪市立総合医療センター

はじめに
～手術室における教育と一人前の看護師とは

　手術室の看護を，看護学生時代に学ぶ機会は少ない。病院実習の手術室内で行われる実習も「見学実習」がほとんどで，しかも一日のみである場合が多い。つまり，新人看護師は手術看護をほとんど学んでおらず，手術室でどのような看護提供をしているのかも知らずに入職となる。手術室では，そんな看護師に対して，一から手術室看護を指導しなければならない現状がある。

　現在，新人手術室看護師向けの書籍は多く発売されているが，その多くは「基礎的な手術看護」が記載されているものである。また，麻酔看護や合併症を有する患者の看護をテーマにした書籍もあるが，新人看護師にはやや難しい印象である。

　そこで，麻酔看護や合併症を有する患者に関する看護に関して，新人手術室看護師に理解してほしい内容をまとめた書籍があれば，臨床で使える書籍になると思い，本書の執筆に至った。さらに，新人看護師が理解しておくべき内容と，一人前を目指す看護師が理解してほしい内容を明確に分けることで，新人看護師が要点を絞って学習でき，指導する側にとっても対象の経験に合わせて指導できるものとなるように工夫した。つまり本書は，新人看護師にとっても，一人前を目指す看護師にとっても，手術室看護を指導する立場の人にとっても，臨床の中で有意義なものになることを期待している。

　また，本書では3つの病院の手術室内の教育システムを紹介している。手術室は同じ病院の中において一部署しか存在せず，病棟看護師と教育の内容・方法・進行などが異なるために，その手術室独自の教育方法が確立されていることが多い。そのため，それぞれの病院で多種多様な教育が行われているが，他施設の手術室の教育システムを知る機会は少ない。さまざまな病院における手術室の教育システムを知る機会にしていただきたいと思い，本書のテーマに教育システムを組み込んだ。

　時代・人・医療はどんどん変化する。教育システムも一緒に変化し，ブラッシュアップしていかなければならない。ほかの病院の教育システムを知ることで，自施設での教育システムを再検討する機会になれば幸いである。

　本書の解説は，ベナーの成熟度レベルに合わせて，新人看護師向けを**初心者／新人**，一人前を目指す看護師向けを**一人前**と表示している。

松原昌城

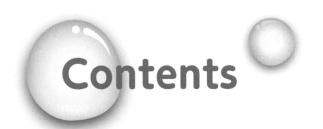

第1章 麻酔管理とは〜総論 5

1. 麻酔の基礎知識 [川原美穂子] _____ 6
2. ERASの広がり [川原美穂子] _____ 13

第2章 術前の評価 15

1. 気道系の評価 [松原昌城] _____ 16
2. 呼吸系の評価 [松原昌城] _____ 23
3. 循環器の評価 [灘本 武] _____ 28
4. アレルギー [松原昌城] _____ 38
5. 内分泌系の評価 [松原昌城] _____ 44

第3章 術中の麻酔看護〜患者管理 47

1. 呼吸管理 [松原昌城] _____ 48
2. 循環管理 [灘本 武] _____ 53
3. 体温管理 [藤原亮介] _____ 59
4. 輸液管理 [岩瀬文恵, 川崎恵理子] _____ 68
5. 輸血の基礎知識 [岩瀬文恵, 川崎恵理子] _____ 76

第4章　合併症を有する患者のアセスメント　85

1. 慢性閉塞性肺疾患（COPD）［宮本久美子］ ── 86
2. 気管支喘息［宮本久美子］ ── 93
3. 虚血性心疾患［玉木裕二］ ── 101
4. 腎不全［松原昌城］ ── 110

第5章　特徴のある麻酔における看護　115

1. 肥満［岩瀬文恵, 川崎恵理子］ ── 116
2. フルストマック［松本麻耶］ ── 125
3. 妊婦の麻酔［岩井　拓］ ── 131
4. 腹腔鏡下手術［藤原亮介］ ── 137
5. 完全静脈麻酔［佐々木光隆］ ── 144

第6章　術後管理　151

1. 疼痛管理［松本麻耶］ ── 152
2. 術後悪心嘔吐（PONV）［中尾康樹］ ── 161

第7章 最近のトピックス 165

① ロボット支援手術における手術看護 ［村上貴子］ 166

② ハイブリッド手術における手術看護 ［野瀬珠美］ 172

第8章 手術室内の教育システム 177

① 教育方法の紹介〜大阪医科大学附属病院 ［灘本 武］ 178

② 教育方法の紹介〜京都第一赤十字病院 ［谷山智子］ 185

③ 教育方法の紹介〜大阪市立総合医療センター ［野瀬珠美］ 194

第1章

麻酔管理とは
〜総論

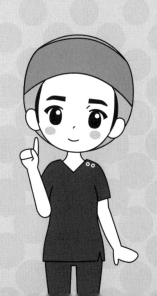

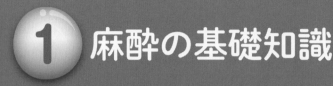

1 麻酔の基礎知識

川原美穂子

 初心者／新人

麻酔とは

　古くから人々は，痛みをとるためにさまざまな方法を用いてきた。日本では江戸時代（1804年）に華岡青洲が全身麻酔を行った記録が残り，アメリカでは1846年にMortonがエーテル麻酔を成功させている。その後も麻酔科学は時代と共に発達を続け，安全で確実な麻酔が確立されてきた[1]。

　麻酔は，意識がない全身麻酔と意識がある局所麻酔に大別される（**表1**）。麻酔において重要なのは，痛みがないことである。

　全身麻酔には，意識の消失，鎮痛，筋弛緩という要素が求められる。そして，可逆的であることも絶対条件である[2]。麻酔薬は中枢神経に作用して鎮静状態をつくり出し，意識を消失させる。また，鎮痛薬によって疼痛をコントロールする。そして，筋弛緩薬で筋弛緩効果を得ることで，気管挿管を安全にスムーズに行うことができるほか，腹部手術などの術野の確保につながる。これらの要素を満たす単独の薬剤はいまだ開発されていない。したがって全身麻酔は，それぞれの用途に応じた薬剤を組み合わせて使用し効果を得る方法で行われている。これをバランス麻酔という[3]。

全身麻酔で用いられる薬剤

●麻酔薬

　全身麻酔薬には吸入麻酔薬と静脈麻酔薬がある。投与経路は異なるが，どちらも

● 表1 麻酔の種類

全身麻酔	吸入麻酔／静脈麻酔	
局所麻酔	局所浸潤麻酔／表面麻酔	
	区域麻酔	硬膜外麻酔／脊髄くも膜下麻酔 神経叢ブロック／神経ブロック

血液を介して中枢神経（脳）に作用し，意識の消失をもたらす。亜酸化窒素（笑気）を除き，鎮痛作用はほとんどない。

● 吸入麻酔薬

吸入麻酔薬には，常温で液体の揮発性吸入麻酔薬と，常温で気体のガス性吸入麻酔薬がある。吸入麻酔薬の強度は，MAC（minimum alveolar concentration：最小肺胞濃度〈％〉）で表される。これは，半数のヒトで皮膚切開などの侵襲が加えられた時に体動がなくなる吸入麻酔薬の濃度のことで，MACが小さいほど麻酔作用は強い。MACは，加齢・低体温で低下することが知られている。すべての患者が安定した麻酔状態を得るためには1MAC以上の投与が必要だが，鎮痛薬などを併用することで実際には1MAC以下でも麻酔が可能である。麻酔導入の速さは，血液／ガス分配係数で表される。麻酔導入時，吸入麻酔薬は気道から取り込まれ，肺胞→動脈血→脳内へと移行する。これらの濃度が平衡に達した時，麻酔状態となる。血液／ガス分配係数は肺胞と血液の間で吸入麻酔薬が平衡に達した時の濃度比を表し，値が大きいほど血液への溶解度が高く，大量の麻酔薬が溶解しなければ麻酔状態を得られないことを示す[3,4]（**表2**）。

〈揮発性吸入麻酔薬〉

・セボフルラン

日本で最も多く用いられている。麻酔導入，覚醒が速やかで調節性に優れている。気道刺激性が少なく導入時に咳嗽を誘発しにくいため，小児の緩徐導入にも用いられる。気管支拡張作用があり，喘息患者にも使用できる。

・デスフルラン

日本では，2011年に使用可能となった吸入麻酔薬。麻酔導入，覚醒が速やかで，生体内ではほとんど代謝されない。刺激臭が強く気道刺激性もある。

● 表2 吸入麻酔薬の特徴

	揮発性吸入麻酔薬		ガス性吸入麻酔薬
	セボフルラン	デスフルラン	亜酸化窒素（笑気）
常温での状態	液体	液体	気体
MAC（％）	1.71	7.6	105
血液／ガス分配係数	0.66	0.45	0.47
気道刺激性	少ない	強い	少ない

〈ガス性吸入麻酔薬〉
・亜酸化窒素（笑気）
　麻酔作用が弱いため単独で用いられることはほとんどない。鎮痛作用がある。閉鎖腔へ容易に移動し内圧を上昇させるため，イレウス，気胸，空気塞栓，硝子体手術などでは使用禁忌である。

● 静脈麻酔薬
　静脈から投与され中枢神経に作用する。静脈麻酔薬の濃度をリアルタイムで計測する技術はまだなく，鎮静効果の指標として脳波を評価することが多い[4,5]（詳細は第5章 特徴のある麻酔における看護「完全静脈麻酔」〈P.144〉を参照）。

・プロポフォール
　麻酔導入，維持に最も多く用いられる。投与時に血管痛が起こることがある。脂肪乳剤のため汚染されると細菌が繁殖する恐れがあり，12時間を超える投与では注意が必要である。添加物として大豆，卵黄の成分を含んでいるため，これらのアレルギーを持つ場合は注意する。

・チオペンタール
　麻酔導入に用いられる。強アルカリ性のため，血管外漏出に留意する。副作用として副交感神経刺激作用（気管支痙攣，喉頭痙攣など）があるため，気管支喘息の患者には用いない。

・ケタミン
　交感神経刺激作用があるため血圧低下を起こしにくく，自発呼吸が保たれやすい。ショックやイレウスなどの循環血液量が不足している状態での麻酔導入に用いられることがある。頭蓋内圧を亢進させるため，脳外科領域では用いない。覚醒時に悪夢を見ることが知られている。

● 鎮痛薬
　鎮痛薬には，強オピオイドと呼ばれる麻薬性鎮痛薬と非麻薬性鎮痛薬がある。術中・術後の鎮痛にはオピオイドが用いられることが多い[4,5]。

● 麻薬性鎮痛薬
　オピオイドは強力な鎮痛薬である。副作用として呼吸抑制，悪心・嘔吐，皮膚掻痒感がある。拮抗薬としてナロキソンがある。

・フェンタニル
　術中，術後の鎮痛薬として使用頻度が高い。静脈内投与だけでなく，硬膜外腔や

くも膜下腔にも投与される。

・レミフェンタニル

　術中の鎮痛に用いられる。血中濃度半減期が短く，持続投与時間にかかわらず投与中止から約3分で速やかに効果が消失する。投与後の呼吸抑制などの副作用を心配せずに術中の鎮痛を得ることができるが，術後の鎮痛には用いることができない。また，安定剤として使用されている物質に神経毒性があり，硬膜外腔やくも膜下腔には投与禁忌である。

● 筋弛緩薬

　筋弛緩薬を投与すると，気管挿管時の咽頭反射の除去，術中の人工呼吸器管理のしやすさ，体動の抑制，腹筋弛緩による術野の確保などの効果が得られる。筋弛緩薬は，作用機序の違いによって非脱分極性筋弛緩薬と脱分極性筋弛緩薬に分けられる[2, 3]。

● 非脱分極性筋弛緩薬

・ロクロニウム

　効果発現が速く，投与から1分程度で筋弛緩が得られ，30～40分持続する。筋弛緩作用を取り除くために拮抗薬を用いることができる。

・ベクロニウム

　投与から2～3分で効果が発現し，15～25分持続する。ロクロニウムと同じく，筋弛緩薬拮抗薬で作用を解除できる。

● 脱分極性筋弛緩薬

・スキサメトニウム

　唯一臨床で用いられる脱分極性筋弛緩薬。投与から30～60秒で効果が発現し，数分間持続する。脱分極に伴う一過性の筋収縮を生じる。緊急手術などでの迅速導入に用いられる。徐脈や心停止，筋肉痛，胃内圧・眼圧・脳圧の上昇，高K血症を生じることがあり，使用頻度は減少している。

● 筋弛緩薬拮抗薬

・スガマデクス

　2010年から使用されはじめた筋弛緩薬拮抗薬。非脱分極性筋弛緩薬の拮抗に用いる。筋弛緩薬を投与した直後でも，完全に作用を拮抗させることができる。スガマデクス以前はネオスチグミンとアトロピンを配合して用いていた。

＊　＊　＊

　ここで解説した薬剤を含め，全身麻酔に用いられる主な薬剤を**表3**に示す。

表3 全身麻酔に用いられる主な薬剤

麻酔薬	吸入麻酔薬		セボフルラン・セボフレン®	導入，維持に用いる。導入・覚醒が速やか。気道刺激性が少なくVIMA（吸入麻酔のみの麻酔導入・維持法）に適している。
			デスフルラン・スープレン®	気道刺激性があり麻酔維持に用いる。導入・覚醒が速やか。
			亜酸化窒素・笑気	導入・覚醒は速やかだが麻酔作用は弱い。歯科での麻酔に用いられる。
	静脈麻酔薬		プロポフォール・ディプリバン®	導入，維持，人工呼吸器装着中の鎮静（小児を除く）に用いる。
			チオペンタール・ラボナール®	麻酔導入に用いる。脳保護作用がある。副交感神経刺激作用があり気管支喘息患者には用いない。
			ケタミン・ケタラール®	解離性麻酔薬，興奮性麻酔薬。麻薬に指定されている。交感神経刺激作用があり，頭蓋内圧を上昇させる。
	鎮静薬		デクスメデトミジン・プレセデックス®	麻酔維持，鎮静に用いる。呼吸抑制が少ない。血圧低下，徐脈のおそれがある。
		ベンゾジアゼピン系	ミダゾラム・ドルミカム®	麻酔導入，鎮静に用いる。呼吸抑制が強く筋弛緩作用が強いため舌根沈下に注意が必要。
			ジアゼパム・セルシン®	麻酔導入，鎮静に用いる。抗不安作用，抗痙攣作用がある。呼吸抑制が強く舌根沈下に注意が必要。
			フルニトラゼパム・ロヒプノール®・サイレース®	麻酔導入，鎮静に用いる。
			ドロペリドール・ドロレプタン®	制吐作用がある。副作用として錐体外路症状，血圧低下がある。
	拮抗薬		フルマゼニル・アネキセート®	ベンゾジアゼピン系鎮静薬の拮抗薬。鎮静の解除，呼吸抑制の改善に用いる。
鎮痛薬	麻薬性		フェンタニル・フェンタニル®	麻酔導入，維持，術中・術後の鎮痛に用いる。副作用として呼吸抑制（呼吸数の減少），筋硬直，徐脈がある。
			レミフェンタニル・アルチバ®	術中の鎮痛に用いる。超短時間作用性であり持続静注が必須。
			モルヒネ塩酸塩・モルヒネ塩酸塩®	術後鎮痛に用いる。重篤な呼吸抑制を引き起こすことがある。気管支喘息には禁忌。
	拮抗薬		ナロキソン・ナロキソン塩酸塩®	オピオイド拮抗薬。麻薬拮抗性鎮痛薬，麻薬を完全に拮抗する。投与後の疼痛の増強などに注意する。

表3の続き

鎮痛薬	非麻薬性	ペンタゾシン・ソセゴン®	麻酔補助薬，術後鎮痛に用いる。副作用に頻脈，悪心嘔吐がある。
		ブプレノルフィン・レペタン®	麻酔補助薬，術後鎮痛に用いる。副作用として悪心嘔吐，ふらつき，呼吸抑制がある。
筋弛緩薬	非脱分極性	ロクロニウム・エスラックス®	速やかな筋弛緩効果を得られる。筋弛緩の状態を筋弛緩モニターで監視し調整を行う。
		ベクロニウム・ベクロニウム®	比較的速やかな筋弛緩効果を得られる。肝腎疾患では排泄が遷延し作用が延長することがある。
	脱分極性	スキサメトニウム・レラキシン®	最も速やかな筋弛緩効果を得られる。緊急手術，迅速導入，電気痙攣療法などで用いられるが，使用頻度は低下している。ムスカリン受容体刺激による徐脈，心停止の可能性がある。
	拮抗薬	スガマデクス・ブリディオン®	非脱分極性筋弛緩薬の拮抗薬。「包接」という機序で筋弛緩作用を拮抗する。
		ネオスチグミン・ワゴスチグミン®	非脱分極性筋弛緩薬の拮抗薬。筋弛緩作用を完全には拮抗できないため，筋弛緩モニターでの回復や自発呼吸を確認してから用いる。副作用予防のため必ず抗コリン薬であるアトロピンと併用する。喘息患者では禁忌。

　　　は拮抗薬。

全身麻酔の管理〜術前情報と導入法

● 術前状態の把握

　安全な麻酔管理を行うには，術前の患者の状態を正しく把握することが必要である。麻酔管理中の偶発症例発生と患者の全身状態評価（ASA-PS分類：ASA physical status）（**表4**）には密接な関係があるとされている[6]。近年増えている周術期管理チームでの術前外来などで患者の術前状態を把握し，合併症の予防や術前中止薬の指示などを行うことが重要である。

● 麻酔導入法

　麻酔の導入は，患者の状態や術式，気道確保の方法などによって決定される。導入法には，急速導入，緩徐導入，迅速導入がある[3,7]。

● 急速導入（rapid induction）

　最も一般的に用いられる導入法。静脈路が確保され，気道確保困難の予測もされていない場合に選択される。静脈麻酔薬で入眠させ，非脱分極性筋弛緩薬を用いて気管挿管する。

● 緩徐導入（slow induction）

　静脈路が確保されていない小児や自発呼吸を残して管理したい場合に用いられる。吸入麻酔薬で麻酔導入する。

表4 ASA-PS分類（アメリカ麻酔科学会の全身状態分類）

Class 1	普通の健康な状態 手術の対象疾患のほかは健康な状態
Class 2	軽度の全身疾患を有する状態（日常生活に支障を来さない） 新生児，80歳以上の高齢者
Class 3	重度の全身疾患を有する状態（日常生活に制限が必要）
Class 4	常に生命を脅かす程度の全身疾患を有する状態
Class 5	瀕死であり手術をしなければ死亡すると考えられる状態
Class 6	臓器移植の予定のある脳死状態

日本麻酔科学会・周術期管理チーム委員会編：周術期管理チームテキスト 第3版，P.422～431，日本麻酔科学会，2016.，野村実編：周術期管理ナビゲーション，P.22～37，医学書院，2014.を基に筆者作成

表5 術前絶飲食

2時間前	清澄水	透明な液体。水，茶，果肉を含まないジュース，炭酸飲料，コーヒー（ブラック）。アルコールは不可。
4時間前	母乳	
6時間前	固形物，ミルク	揚げ物，脂質を多く含まない軽い食事。人工乳，牛乳。

日本麻酔科学会・周術期管理チーム委員会編：周術期管理チームテキスト 第3版，P.440～441，日本麻酔科学会，2016.，稲田英一監訳：MGH麻酔の手引き 第6版，P.11～12，メディカル・サイエンス・インターナショナル，2010.を基に筆者作成

迅速導入（rapid sequence induction）

フルストマック患者で用いられる。静脈麻酔薬を投与後，直ちに脱分極性筋弛緩薬を投与し，この間マスク換気を行わないで挿管する方法。

術前絶飲食

安全な麻酔導入には，術前の絶飲食指示が守られていることが重要である。術前の絶飲食は，麻酔に伴う誤嚥性肺炎を予防するために行われる。一方で，不必要に長い絶飲食は脱水や電解質異常を引き起こし，患者のストレスにもなる。日本麻酔科学会はガイドラインを出しているが，患者の状況と術式に応じた配慮が必要である[8,9]（表5）。

引用・参考文献
1）弓削孟文監修，古家仁他編：標準麻酔科学 第6版，P.4～10，医学書院，2011.
2）草柳かほる他編著：手術室看護―術前術後をつなげる術中看護，P.47～60，医歯薬出版，2011.
3）日本麻酔科学会・周術期管理チーム委員会編：周術期管理チームテキスト 第3版，P.422～431，日本麻酔科学会，2016.
4）野村実編：周術期管理ナビゲーション，P.22～37，医学書院，2014.
5）前掲3），P.511～519. 　　6）前掲3），P.415～420.
7）前掲1），P.81～91. 　　8）前掲3），P.440～441.
9）稲田英一監訳：MGH麻酔の手引き 第6版，P.11～12，メディカル・サイエンス・インターナショナル，2010.

2 ERASの広がり

川原美穂子

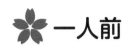
一人前

ERASとは

　ERAS（enhanced recovery after surgery）は、術後回復能力強化プログラムと呼ばれている。2000年ごろにヨーロッパで提唱された、術後早期回復を目的にしたプログラムである。ERASは、術前・術中・術後のさまざまな取り組みをバンドル化（バンドル化とは、単独では効果が得られにくい要素を複数組み合わせて行うことで良い結果を導く方法を言う）したもので、日本でも2010年ごろから導入されはじめた。実践にあたっては、医師、看護師だけでなく薬剤師、リハビリテーション分野など、複数の職種の介入が必要なチーム医療が不可欠である[1]。

ERASの構成要素

　ERASはエビデンスのある複数の要素の中から、全部ではなくとも一部を組み合わせて患者に介入していく。状況に応じて実行可能な要素を組み合わせて用いるが、その要素が多いほど良いとされている。主な構成要素を**表**に示す[1～4]。

ERAS導入と期待される効果

　ERASは本来、術後の回復力を高め、早期の回復を促すものである。これにより、術後合併症を予防・減少させることができる。さらに、患者の入院日数が短縮することで、コストの削減も期待できる。医療の目覚ましい進歩により、手術の技術は確実に向上している。以前は手術できなかった状態でも適応になったり、さらに低侵襲な方法が可能になったりしている。一方で患者は高齢化が進み、周術期管理の必要性と難易度は増している。周術期管理チームなどのチーム医療を活用し、ERASを導入することで、こうした社会の変化に対応できる、柔軟な周術期医療が求められている。

表 ERASの主な構成要素

術前	入院前カウンセリング	術前外来などで、周術期管理の経過を患者に説明する。患者自身が経過を予測できることで不安の軽減につながる。禁酒・禁煙の指導や、術後の早期離床、経口摂取の必要性の説明を行い、患者の理解と協力を促す。
	必要最低限の腸管処置	術前腸管処置による創部感染、腹膜炎の発症増加が示されている。蠕動運動低下や脱水、電解質異常にもつながるため、できる限り行わない。
	術前経口補水	積極的な経口補水で空腹感や口渇を緩和し、患者のストレスを軽減できる。脱水予防にもなる。糖を含んだ飲料が良いとされる。
	麻酔前投薬をしない	前投薬として長時間作用のベンゾジアゼピンは用いない。術後の過鎮静や離床の遅れにつながる。
	術前状態の最適化	貧血、低栄養などの補正を行う。また、術前のリハビリテーションの有効性も指摘されている。
	絶飲食時間	不必要に長い絶飲食は患者のストレスになる。清澄水であれば術前2時間まで、固形物は術前6時間まで摂取してよい。
術中	短時間作用性薬剤	デスフルラン、レミフェンタニルなど、短時間作用性の薬剤を使用して術後の早期覚醒を促す。
	疼痛管理	区域麻酔、抗炎症薬などを併用し、多角的疼痛管理を行う。麻薬は術後悪心・嘔吐（postoperative nausea and vomiting：PONV）や覚醒不良の原因となるため最小限の使用にとどめる。
	低侵襲手術	創部を小さくする、鏡視下手術を選択するなど、可能な限り低侵襲な手術を行う。ドレーンの留置も最小限にとどめ、できるだけ留置しない。
	体温管理	温風式加温装置などを用いて、周術期の低体温を予防する。低体温からの復温時に分泌されるカテコラミンやコルチゾールは、ストレス反応を促進する。
	術中輸液	術中の過剰輸液を避ける。輸液バランスは心拍出量を指標にする。
術後	早期離床	手術当日には2時間、その後は6時間の離床が推奨されている。
	経口摂取促進	術後早期に経口摂取を開始する。術後の腸管蠕動運動を促進するには、経口摂取が最も効果的である。中心静脈栄養はできるだけ行わない。
	PONV予防	早期に経口摂取を開始するためにも、PONVは積極的に予防・治療する。
	カテーテル早期抜去	胃管留置は術中のみとし、抜管と同時に抜去する。また、膀胱留置カテーテルも術後1日目には抜去する。

引用・参考文献
1）日本麻酔科学会・周術期管理チーム委員会編：周術期管理チームテキスト 第3版, P.476～482, 日本麻酔科学会, 2016.
2）秋吉浩三郎：術後回復能力強化プログラム, 福岡医学雑誌, Vol.108, No.2, P.15～23, 2017.
3）海道利実：移植外科とERASプロトコール, 栄養―評価と治療, Vol.29, No.2, P.48～51, 2012.
4）前掲1), P.3～16.

第2章 術前の評価

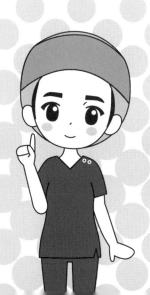

1 気道系の評価

松原昌城

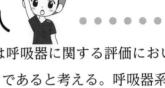

患者の術前情報を評価するにあたって，筆者は呼吸器に関する評価においては，明確に「気道系」と「呼吸機能」に分類するべきであると考える。呼吸器系を苦手とする看護師の多くは，気道系と呼吸機能を混在して理解しようとするために苦手意識が拭えないのだと感じる。

気道系の術前評価

気道系を評価するにあたって，最終的な目標は「安全な気道管理」である。気道確保を安全に行うために必要な知識の一つに「CVCI」が挙げられる。"cannot ventilate, cannot intubate"の頭文字から取ったもので，日本語では「換気不能，挿管不能」と呼ばれる。CVCIは，換気と挿管の両方が不能である状態を指す[1]。気道確保困難は，**換気不能**と**挿管不能**の2つに分類して理解しておく。

CVCIにおける換気不能とは

換気不能とは，麻酔導入後の換気が行えないことを言う。換気が行えないと，自発呼吸が消失している患者は酸素が投与されていない状態である。救命的気道確保器具が現場に届けられるのが数十秒遅れただけでも，生命を脅かす低酸素血症や心停止に発展する可能性がある[2]。事前に気道系の評価を行い，準備できることは整えておく必要がある。

気道確保困難の発生頻度は，フェイスマスク換気困難は5％，視型喉頭鏡による喉頭展開は5.8％，マスク換気も直視型喉頭鏡による喉頭展開も困難は0.4％，マスク換気不能は0.15％とされている[2]（**図1**）。CVCIは0.4％の可能性であるが，これは決して低い数字ではない。1年間の全身麻酔管理の手術の件数が1,000件の病院では約4人，3,000件の病院では約12人もの患者がCVCIとなり得る計算となる。

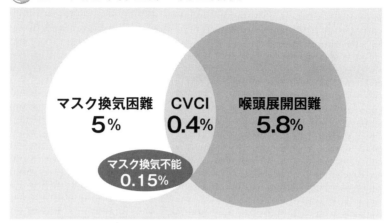

図1 気道確保困難の発生頻度

CVCIになる可能性のある患者を事前に評価し，リスクに合わせた対応を行って，CVCIにさせない医療の提供を行うことが重要となる。

『日本麻酔科学会気道管理ガイドライン2014（日本語訳）より安全な麻酔導入のために』の中で発表された「麻酔導入時の気道管理アルゴリズム」[2]は必ず理解しておくべきである。アルゴリズムは，麻酔科医師1人が知っていても効果は低い。関係するスタッフ全員がアルゴリズムに則る対応を行い，マンパワーがある時にはアルゴリズムの先の行動まで考えて行動ができると良い。

部署に配属された新人看護師は，「麻酔導入時の気道管理アルゴリズム」を理解し，必要な物品の場所を把握しておくことが必要である。

アルゴリズムに記載されている必要な物品とは，通常の挿管の道具以外に，声門上器具，ビデオスコープ，気管支ファイバースコープ，輪状甲状膜穿刺キットである。これらの道具をカートなどに載せて，必要時にはまとめて持ち運ぶことができるように環境を整えておく。

BURP法とは

挿管困難時によく使用する対応として，BURP法が挙げられる。患者の甲状軟骨（いわゆる喉仏）を押さえる方法で，BURPとはbackward, upward, rightward, pressureの略である。甲状軟骨を後方，上方，右側に圧迫する。甲状軟骨は声帯が付着する場所であり，喉頭部の軟骨の中の最大の大きさであることから，麻酔科医師が挿管困難に陥っている際に，声門が見えるようにアシストするのに最適であ

図2 BURP法とセリック法

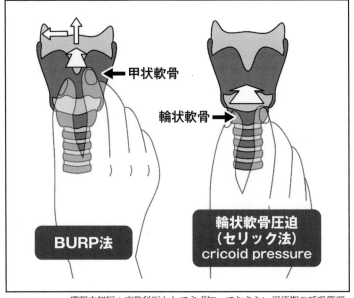

磯野史郎編：麻酔科医として必ず知っておきたい周術期の呼吸管理, P.115, 羊土社, 2017.より引用, 改変

る[3,4]。押さえる際に気をつけたいのが，フルストマックの喉を押さえる輪状軟骨圧迫（セリック法）とは違うということである（図2）。詳細は，第5章 特徴ある麻酔における看護「フルストマック」〈P.125〉を参照されたい。

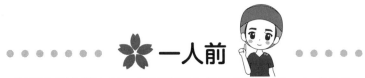

気道系の評価を行う際には，**換気不能**と**挿管不能**の2つに分類しておく必要があることを，**初心者／新人**の項で述べた。一人前になるための，実際の評価方法や対応について述べる。

換気不能

換気不能の主な原因として，舌根沈下による気道の完全閉塞が挙げられる。舌根沈下は筋弛緩作用や過度な鎮静によって起こり得るが，身体的な特徴も大きく影響する。身体的な特徴を**表**に示す[5,6]。

身体的特徴から換気不能，挿管不能が予測されることも多いので，該当する患者においては，事前に麻酔科医師とブリーフィングを行い，必要な物品を揃えておく

表 換気困難・不能および挿管困難・不能の患者の身体的特徴

	身体的特徴	その他の特徴
換気困難・不能	肥満（BMI30以上），あごひげ，46歳以上，男性，小顎症，下顎前方移動制限，頸椎後屈制限，末端肥大症（舌肥大），先天性疾患（ダウン症など），総入れ歯で入れ歯を除去した痩せ型	睡眠時無呼吸症候群，風邪などの気道過敏状態，気管切開の既往
挿管困難・不能	肥満（BMI30以上），開口制限，マランパチ分類，コーマック分類（過去に挿管されたことがある患者のみ），下顎前方移動制限，首が短い，末端肥大症（舌肥大），頸部の後屈制限	気管の狭窄・偏位（胸部レントゲン写真から），頭頸部の放射線治療後の瘢痕化

ことが重要である。特に肥満患者や高齢患者，妊娠女性においては，麻酔導入前の酸素化された状態から，換気不能で低酸素になるまでの時間が短いので，入念なブリーフィングが必要となる。

換気が正常にできているかの評価としては，パルスオキシメーターではタイムラグがあるために，一回換気量測定もしくはカプノグラムのモニタリングが推奨されている。実際には，一回換気量測定が行えない麻酔器もあるため，1回1回の換気をリアルタイムに評価が可能なカプノグラムのモニタリングが有用であるとされている。第Ⅲ相（プラトー相）が確認できれば，換気は正常に行えており，急激に立ち上がる第Ⅱ相のみでは，換気が正常でないと判断される。波形が認められない場合には換気不能と判断される[7]。

● 換気困難・不能患者の実際の対応

『日本麻酔科学会気道管理ガイドライン2014（日本語訳）より安全な麻酔導入のために』の中で発表された「麻酔導入時の気道管理アルゴリズム」を熟読し，対応はアルゴリズムに則る形で行うべきである[2]。

イエローゾーンの「意識レベルの回復と自発呼吸の再開を常に考慮せよ」では，自発呼吸は筋弛緩薬の投与によって抑制されているために，筋弛緩薬を拮抗する必要がある。以前の筋弛緩薬の拮抗薬であるネオスチグミン（ワゴスチグミン®）では困難であったが，スガマデクス（ブリディオン®）での拮抗によって，筋弛緩薬投与直後にも筋弛緩が拮抗できるようになった。この際には，スガマデクス（ブリディオン®）が16mg/kg必要になるが，覚醒時に使用する量よりも多くなるために，あらかじめ準備しておく必要がある。筋弛緩からの回復だけでは，気道が開通する保証はないために，意識を回復させるが，鎮静薬として使用される吸入麻酔薬やプ

ロポフォールには拮抗薬は存在しないために，オピオイドの拮抗薬であるナロキソンの投与を行うのが意識回復に役立つかもしれない[8]。

● 気道が完全閉塞していない換気困難の患者の対応

ここからは臨床の中で出会う可能性がより高い，気道が完全閉塞していない換気困難の患者の対応について述べる。

マスク換気によって，十分な酸素投与はできていなくても少しは酸素投与できていることがある。これを換気困難と呼ぶ。マスク換気困難の発生は5％とされる[1]。マスク換気困難となっている場合には，麻酔科医師のマスク換気の介助を行う。空気が漏れている場所があれば下顎とマスクをフィットさせるように把持する。一般的には左手でマスク換気が行われ，右側から空気が漏れやすいため，患者の右側で介助を行う。場合によっては，麻酔科医師が両手でマスク把持できるように，バッグを揉むか人工呼吸器管理とする必要がある。経鼻や経口エアウェイを使用することもあるため，適したサイズがあるか確認を行う。マスク換気困難患者で，事前の酸素化ができており，筋弛緩が投与されていれば，早めに挿管を実施した方が安全な場合があるため，挿管の準備を整えておくとよい。

身体的特徴の中で特殊なのが，総入れ歯で痩せ型の患者である。気道に問題はないが，頬部が痩せこけたるい痩状態の患者であれば，マスクと頬部がフィットせずに，空気が漏れてしまう可能性がある。口腔内にガーゼを詰めるなどの対処を行い，マスクがフィットするように調整するため，ガーゼを用意しておく。

● 睡眠時無呼吸症候群の患者の対応

睡眠時無呼吸症候群の患者は未診断のことも多く，有病率は糖尿病と同程度であると推測されている。肥満に合併する場合が多いが，小顎の非肥満患者でも発生しやすい。口腔内のスペースが狭くなっていることが問題である[9]。全身麻酔後には，筋弛緩作用により上気道閉塞になりマスク換気困難になりやすい。さらに，咽頭部の筋肉は筋弛緩作用の感受性が良く，回復がほかの筋肉よりも遅いので，自発呼吸が確認できたからと安心して抜管すると上気道閉塞に陥る可能性がある。CPAPにて治療中の患者においては，抜管後にも使用できるので持参してもらう必要がある。

挿管困難

挿管困難・不能患者の身体的特徴を**表**（P.19）に示す[5,6]。マランパチ分類とは，

立位か座位で口を開けてもらい可能な限り舌を突出してもらう方法である。口蓋垂，口蓋弓，軟口蓋が見えるか評価するが，開口制限の有無の評価も可能であり，簡易的に実施できるために有用である。

コーマック分類は，喉頭展開した際に声門がどれくらい見えるかで，挿管困難を評価するものであり，過去に喉頭展開した患者でしか分からない。

頭頸部の放射線治療後の患者においては，筋肉が瘢痕形成し開口制限や頸部の後屈制限になっている可能性があるため，既往歴で頭頸部の治療を行っていないか確認し，胸部X線写真やCTで気道の閉塞や変形がないか確認しておく。

● 挿管困難・不能患者の実際の対応

コーマック分類のグレード3，4の喉頭展開が困難な患者は5.8％であるとされる[1]。挿管不能であってもマスク換気が正常に実施できる患者では，戦略を考える時間は確保できるが，**表**の挿管困難・不能患者に該当する患者の場合は，麻酔科医師とブリーフィングを行い，適したデバイスを用意しておくことが必要となる。麻酔科医師と同じ視点で患者を評価することと，デバイスの特徴や使い方を把握しておくことが重要である。

● さまざまな挿管のデバイスの特徴

挿管困難用のデバイスはビデオ喉頭鏡，声門上デバイス，ガムエラスティックブジー，気管支ファイバースコープなど，多く存在する。患者の挿管困難の原因に合わせてデバイスを組み合わせて使用することもあるため，使用方法に関しても熟知しておくべきである。さまざまなデバイスを1つのカートに乗せて，気道確保・挿管困難緊急カートとして運用し，緊急時にカートを移動させるのがよい。

ビデオ喉頭鏡は，さまざまなタイプが発売されているが，大きく次の3つの特徴が存在する。

①チューブを声門方向に誘導するガイドがついているか
②開口障害がある患者にも使用できる大きさか
③喉頭蓋を持ち上げて視野を確保するか

①と②は外観で把握できるが，③の特徴が重要である。通常のマッキントッシュ型のブレードは喉頭蓋谷に先端を挿入し，喉頭蓋を直接持ち上げずに根元を持ち上げる操作が行われる。多くのビデオスコープでもこちらのタイプが採用されている。これらのデバイスは，マッキントッシュ型のブレードにビデオ機能がついたものと認識するとよい。挿管を容易にするが，これでも挿管が困難である場合がある。

マッコイ型や小児で使用されるミラー型のように，喉頭蓋を直接持ち上げるビデ

● 図3 ブレードと喉頭蓋の関係

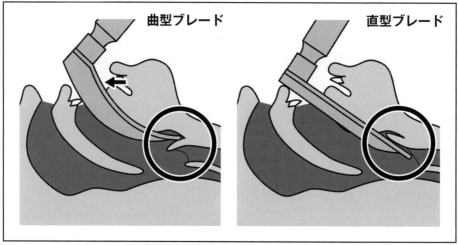

日本麻酔科学会・周術期管理チーム委員会編:周術期管理チームテキスト 第3版,
P.217,日本麻酔科学会,2016.より引用,改変

オ喉頭鏡には,エアウェイスコープがある(**図3**)。喉頭蓋を持ち上げる方法は頸部後屈できない患者などにおいて有用であるが,喉頭蓋を持ち上げると迷走神経の枝である上喉頭神経を刺激し,迷走神経反射のリスクがあるので,循環動態の観察が必要である。エアウェイスコープを使用すれば,挿管困難と判断された症例であっても約99%が容易に挿管できるとされている[10]。

小児では舌が大きく口腔内のスペースが狭いことや,喉頭蓋が成人より喉頭の入り口にある声帯を覆うような形をしていることから,挿管が困難な場合が多い。そのため,ミラー型の喉頭蓋を持ち上げるタイプが選択されることがあるので用意しておく。

引用・参考文献
1)日本麻酔科学会・周術期管理チーム委員会編:周術期管理チームテキスト 第3版,P.374〜380,日本麻酔科学会,2016.
2)日本麻酔科学会:日本麻酔科学会気道管理ガイドライン2014(日本語訳)より安全な麻酔導入のために,P.4〜6,10,日本麻酔科学会,2015.
3)前掲1),P.229.
4)磯野史郎編:麻酔科医として必ず知っておきたい周術期の呼吸管理,P.115,266,羊土社,2017.
5)前掲4),P.56〜62.
6)森一直:呼吸に関する術前評価,手術看護エキスパート,Vol.12,No.3,P.91〜96,2018.
7)前掲2),P.2〜3.
8)前掲2),P.11.
9)前掲4),P.264〜269.
10)前掲4),P.116.

2 呼吸系の評価

松原昌城

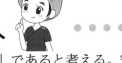初心者／新人

呼吸機能の評価の最終目標は「安全な呼吸管理」であると考える。安全な呼吸管理を術中から術後も継続して実施できるように術前の評価を行うことは重要である。

呼吸機能とは

目に見えないものでありイメージがしにくい呼吸機能を考える上で,「気道」とは区別して評価する必要があることは「気道系の評価」で説明した（P.16参照）。

呼吸機能とは, 酸素化を保つ機能のことであり, 呼吸機能検査とは, 手術中から手術後にかけて酸素化を保つことができるのかを事前に検査しておくことである。酸素化に影響を与える因子として大きいのが手術中の体位である（第3章 術中の麻酔看護〜患者管理「呼吸管理」〈P.48〉を参照）。手術中の体位がどの体位なのかを把握して, 術前のアセスメントを行う必要がある[1]。

スパイロメトリー

呼吸機能を評価する方法には, 一般的にはスパイロメトリーが用いられるが, スパイロメトリー以外にも血液ガス分析から酸素化能を評価したり, 胸部レントゲン写真から肺病変の存在などを評価したりすることができる。

ここでは, スパイロメトリーについて注目したい。スパイロメトリーでは, さまざまな結果が表記されるが, 特に観察してほしいのが, %肺活量（% VC）と1秒率（FEV_1%）である。

●%肺活量（%VC）

%肺活量（% VC）とは, 性別, 年齢, 身長から求める正常の肺活量予測値と実際の患者の肺活量を比較して, 何%であるかを示している。簡単に説明すると,「最大限に吸った空気をどれくらい吐き出せたのかを, 一般的な肺活量と患者の肺活量

を比べてどれくらい機能しているか」である。%肺活量（％VC）が低下するのは，肺で空気を多く吸えない（肺が硬くなっている）ことが要因である。肺線維症（間質性肺炎）などの患者が該当する。肺が線維化し硬くなって，多くの空気が吸えなくなっている拘束性換気障害の患者では，%肺活量（％VC）が80％以下となる。

● 1秒率

1秒率とは，簡単に説明すると，「全体の呼気量のうち，初めの1秒間で何％の呼気を出せたか」である。つまり，1秒間でどれだけ多くの呼気を出せるかを検査している。1秒率が低下するのは，空気の通り道が狭くなっていることが要因である。喘息患者や慢性閉塞性換気障害（COPD）などの患者が該当する。呼気を一度に出すことができない閉塞性換気障害の患者では数値が70％以下となる。

これらの結果を示すスパイロメトリーの検査は，最大限に呼吸を吸って，一度に吐くという動作を実施する必要がある。スパイロメトリーの検査を行うには，患者の意識が明瞭で指示動作に従えることが条件である。重度の認知症や意識障害のある患者，安静指示のある患者においては，正確な検査が行えていないことがあるため，検査状況がどうであったかを確認する必要がある。頭蓋内圧亢進状態の患者においても，呼吸機能検査にて最大呼気を計測することで，$PaCO_2$濃度が上昇し，頭蓋内圧をさらに上昇させる可能性を考慮し，術前のスパイロメトリーの検査を行わない場合がある。手術前のスパイロメトリーは患者の安全を守るために重要な検査であるので，手術前の検査が実施されていない際には，検査の必要性の有無について主治医や麻酔科医師に相談することが必要である。

パルスオキシメーター（SpO_2モニター）

SpO_2モニターは，本来は採血をして測定されるPaO_2をSpO_2の形で予想できる指標として有用であり，日本麻酔科学会の『安全な麻酔のためのモニター指針』において，全身麻酔・硬膜外麻酔および脊髄くも膜下麻酔を行う時には，パルスオキシメーターを使用することが推奨されている[2]。しかし，このパルスオキシメーターは，次の3つに注意しなければならない。

①熱傷

プローブからはLED光が出ており，装着部の温度は2〜3度上昇するとされている。この温度上昇に伴って，装着部が熱傷を起こす可能性がある。メーカーに

よって多少の誤差はあるが、プローブ型では4時間ごと、ディスポ型では8時間ごとに装着部位の変更を行うことが推奨されている[3]。装着部位を変更する際には、麻酔科医師に声をかけて付け替えることが必要である。

②タイムラグ

全身の血液が1周するのには時間がかかる。内呼吸で肺胞にてガス交換された肺静脈の血液は左心房に到着するまでに2～3秒、左心室から装着部位である末梢に到達するまでに10秒以上の時間がかかるとされている[4]。つまり、パルスオキシメーターはリアルタイムの値を測定しているのではない。実際には、機械自体の対応時間なども影響する。臨床の場でも、酸素投与してからSpO_2の値が上昇するまでに時間差を生じるのを感じたことがあるのではないだろうか。パルスオキシメーターにはタイムラグがあることを理解して観察する必要がある。

自発呼吸の状態から無呼吸になった時に、パルスオキシメーターは低下するのが遅い。また、無呼吸前の酸素化の状態が影響するので、自発呼吸がなくなってから数十秒から数分してからSpO_2が低下する場合もある。酸素化を観察する際には、パルスオキシメーターだけに頼らず、実際に患者を五感を使って観察することが必要である。

③酸素分圧(PaO_2)との関係

酸素解離曲線（**図**）を見て分かるように、PaO_2が100mmHg以上になっても動脈血酸素飽和度（SaO_2）は100％以上になることはないため、経皮的動脈血酸素飽和度（SpO_2）が100％の際には酸素化の指標にならないことがある。SpO_2が100％であっても、吸入酸素濃度（FiO_2）が高値であれば、PaO_2が100mmHgを維持していても酸素化不良となることがあるので注意が必要である[5]（詳細は第3章 術中の麻酔看護〜患者管理「呼吸管理 P/F比」〈P.50〉参照）。

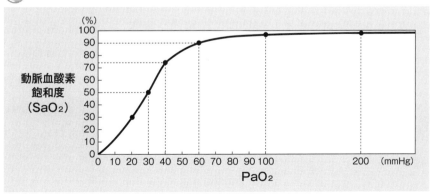

図 酸素解離曲線

周術期等口腔管理

最近注目されているのが,「周術期等口腔機能管理」である。周術期に計画的に歯科医師と連携して口腔管理を行うことで,診療報酬の加算が算定されるものである。診療報酬の改定ごとに対象は拡大されており,今後も拡大することが予想される。

この術前に行う周術期等口腔管理が重要であるポイントは,大きく2つある。

● 術後肺炎予防

口腔内には菌が多量に存在する。挿管チューブを挿入する際には,この口腔内を経由して気管に到達するために,多くの菌が気管,肺に侵入してしまう。特に高齢患者や免疫機能が低下した患者,術後嚥下機能障害が考えられる患者への手術においては,術後の肺炎の原因になる可能性がある。

歯垢は菌の塊であり,1mgの歯垢には細菌が1～10億個存在するとされている[6]。術前に歯科医師や歯科衛生士により歯垢や歯石を可能な限り除去して手術に臨むべきである。

特に睡眠中は唾液の量が少なく,起床時に最も菌が多い。手術当日の朝は絶食であるために食事摂取しないが,口腔ケアのセルフケアを実施することが必要である。自身で清潔操作が行えず,口腔ケアの介助が必要な患者には,病棟看護師に手術室へ出棟する前に術前準備として口腔ケアを実施してもらえるように申し送るべきである。

● 歯牙損傷予防

歯牙損傷の中でも,喉頭展開時に歯牙が破折する可能性が高い。これはどんな患者でも起こり得るが,歯周病が背景にあることが多い。歯牙の破折は患者満足度を下げるだけでなく,破折した歯牙が気管内に落下すると誤嚥性肺炎の原因となり得る。気がついた段階で,気管支鏡を使用して,歯牙の摘出が行われる。

これらのことを予防するため,手術前に口腔内を観察し,患者に歯牙動揺の問診を行うことが重要である。動揺歯があれば,看護記録に記録して,挿管後・抜管後に破折していないか確認が必要である。また,絹糸で歯を結んで,頬部に絹糸をテープ固定し,破折しても落下しない工夫も行われる。術前に歯科受診が行われていれば,専用のマウスピースを作成し,装着した状態で挿抜管が実施されることもある。

閉塞性換気障害の術前訓練

臨床的に重要となるのは，閉塞性換気障害である。

閉塞性換気障害とは，**初心者／新人**の項で述べたように息を吐きづらくなるもので，気管支喘息やCOPDが代表的な疾患である。閉塞性換気障害の患者は，速い呼気がしにくく，喀痰喀出力が弱い。そのため，喀痰が気道内分泌として気道閉塞し，閉塞した部位より末梢の肺胞には空気が入らなくなり虚脱するために，術後の無気肺のリスクが高くなる。また，無気肺に続発的に肺炎を合併することも多い[7,8]。

閉塞性換気障害に伴う呼吸器合併症を予防するために重要なのが術前の看護介入である。術前の呼吸リハビリテーションは特に無気肺予防に効果的である。全身麻酔によって患者の肺活量は減少するが，特に胸部と腹部の手術においては，呼吸の動きを制限することにつながるため，呼吸リハビリテーションが重要となる。

術前の呼吸リハビリテーションには，器具を用いて吸気筋を訓練するインセンティブスパイロメトリーが多く使用されている。術後の無気肺の原因の多くは喀痰の貯留によるもので，喀痰を喀出させるために吸気筋を強化することが効果的だと考えられている。インセンティブスパイロメトリーでは，ゆっくり大きく肺を膨らませて，最大吸気持続時間を改善する。大きく吸うことによって，咳嗽により喀出する力が大きくなり，喀痰が喀出されるために無気肺が予防できる[8]。

なお，その他の術前指導の詳細は，第4章 合併症を有する患者のアセスメント「慢性閉塞性肺疾患（COPD）術前指導」（P.88）を参照されたい。

拘束性換気障害

拘束性換気障害の代表である間質性肺炎は，呼吸音を聴診すると，特徴的な「バリバリ，パリパリ」と表現される捻髪音が聞こえる。間質性肺炎においては，術前の禁煙や呼吸リハビリテーションを実施するが，術中の対応が大きく異なる（第3章 術中の麻酔看護～患者管理「呼吸管理 拘束性換気障害」〈P.51〉参照）。

引用・参考文献
1) 磯野史朗編：麻酔科医として必ず知っておきたい周術期の呼吸管理，P.65～71，羊土社，2017．
2) 日本麻酔科学会：安全な麻酔のためのモニター指針，2019年3月改訂．
3) 金澤實他：Q&Aパルスオキシメータハンドブック，P.16，日本呼吸器学会，2014．
4) 前掲3)，P.6． 5) 前掲1)，P.162～166．
6) 小川智久：口腔細菌が及ぼす全身への影響，モダンメディア，Vol.63，No.8，P.179～185，2017．
7) 雄西智恵美，秋元典子編：周術期看護論 第3版，P.92，ヌーヴェルヒロカワ，2014．
8) 前掲7)，P.152～166，292．

3 循環器の評価

灘本　武

・・・・・・初心者／新人・・・・・・

術前検査の種類と目的

　安全に手術や麻酔を行うためには，必要な術前検査を行い患者の術前の状態を評価する必要がある。術前評価は，患者の身体的所見や現病歴などの情報や検査所見を踏まえて行われる。そのため，患者により術前検査の内容は異なる場合もある。ここでは，循環に関連した検査ついて考えたい。

● 血液検査

　術前の血液検査は，患者の貧血状態や栄養状態また止血機能などさまざまな情報が得られ，安全な麻酔・手術を行うための指標となる。得られた情報をアセスメントし術中の輸血の可能性や出血リスクなどを事前に予測し，麻酔科医師や執刀医師と連携した術中管理につなげる必要がある。

　また，血液凝固機能・肝機能・腎機能などの数値や内服薬の休薬期間によっては，予定された手術が行えない場合もあるため，十分な把握と外来や病棟，多職種を含めた情報共有が重要である。

　ここでは循環に関連した一部の血液検査の意味と，各検査項目の基準値の一例を挙げるので併せて考えていきたい（**表1**）。

● 一般血液検査
〈赤血球（RBC），ヘモグロビン（Hb），ヘマトクリット（Hct）〉

　Hbは全身に酸素を運搬する機能を持ち，Hctは血液内の赤血球の割合を示している。HbやHctが低値であれば貧血であり，高値の場合多血症となる。

　多血症の場合は，脱水や下痢・嘔吐などの可能性もあるため，他の所見や検査結果からその原因を鑑別する必要がある。

　貧血の場合も，その原因が疾患か他要因かの鑑別や，行われる術式，出血予想量などを踏まえ輸血の必要性も考慮する。周術期における貧血時の輸血の基準値（トリガー値）はHb 7〜8 g/dLとされているほか，冠動脈疾患などの心疾患や肺機

表1 血液検査基準値の一例

一般血液検査	RBC	男：4.30〜5.30×10⁶/μL	生化学検査	TP	6.3〜8.0g/dL
		女：3.86〜4.92×10⁶/μL		ALB	3.9〜4.9g/dL
	Hb	男：13.3〜16.5g/dL		総ビリルビン	0.1〜1.0mg/dL
		女：11.6〜14.8g/dL		AST（GOT）	10〜35U/L
	Hct	男：39.7〜48.7%		ALT（GPT）	5〜35U/L
		女：35.1〜44.1%		LDH	130〜250U/L
	WBC	3,300〜8,190/μL		γ-GTP	10〜75U/L
	PLT	162〜329×10³/μL		クレアチニンキナーゼ（CK）	30〜200U/L
凝固線溶検査	PT	90〜130%		尿素窒素（BUN）	8〜20mg/dL
	PT-INR	0.87〜1.03		クレアチニン	0.50〜1.20mg/dL
	APTT	28.0〜36.0sec		Na	135〜148mEq/L
	FDP	<5.0μg/mL（LPIA法）		K	3.6〜5.2mEq/L
	D-dimer	<1.0μg/mL（LPIA法）		Cl	98〜108mEq/L
				Ca	8.4〜10.2mEq/L
				血糖	60〜90mg/dL

能障害，脳循環障害のある患者では，Hb10g/dL程度に維持することが推奨されると言われている[1]。

〈血小板（PLT）〉

血小板は血管が損傷した場合に損傷部に集まり止血する機能（一次止血）がある。すなわち，血小板が基準値より少なければ十分な止血が行われず出血しやすい状態となっている。周術期患者においては，血小板を5万/μL以上に維持することが推奨されている[1]。

● 凝固・線溶系検査

〈プロトロンビン時間（PT）〉

プロトロンビンは血液凝固第Ⅱ因子であり，フィブリン生成に関連している。PTは外因系凝固の検査に用いられる。ワルファリンカリウムの投与でPTが延長され，投薬の指標としてPT-INR（プロトロンビン時間国際標準値）が用いられているため，内服している場合は休薬期間やPT-INRの延長がないかを確認することが重要である。また，PTは肝機能障害や先天性凝固因子の欠乏や異常によっても延長する。

〈活性化部分トロンボプラスチン時間（APTT）〉

APTTは内因系凝固を検査する指標である。肝機能障害やビタミンK欠乏，血友

病などによって延長する。また，ヘパリン投与の指標として用いられる。

〈フィブリン・フィブリノーゲン分解産物（fibrin／fibrinogen degradation products：FDP）（図1）〉

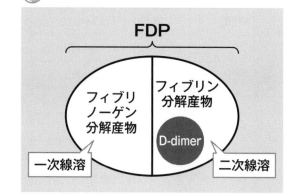
図1 FDPとD-dimer

プラスミンによりFDPが産生され線溶系の評価指標となる。一次線溶はフィブリノーゲン分解，二次線溶はフィブリン分解からなる。そのため，FDPでは血栓形成なしの一次線溶と血栓形成ありの二次線溶が混在している値となる。FDPが高値の場合，血栓や悪性腫瘍などによる血液凝固を溶解しようとしている状態を示している。

〈Dダイマー（D-dimer）（図1）〉

D-dimerは安定化フィブリンの分解産物である。D-dimerは二次線溶の指標となり血管内に血栓があることの指標となる。一般に深部静脈血栓症（DVT）の診断に用いられるが，それ以外にも炎症性疾患や術後・高齢などの要素でも高値を示すことがあるため，他の検査も合わせ鑑別する必要がある。

心電図

心電図には，安静時12誘導心電図（図2），ホルター心電図，運動負荷心電図があり，一般に安静時12誘導心電図が術前の基本検査として行われている。安静時12誘導心電図はさまざまな不整脈や虚血性心疾患を発見することを目的としている。安静時12誘導心電図で異常が認められた場合は，ホルター心電図による不整脈診断や，運動負荷心電図による虚血性心疾患の診断をより精密に行う必要がある[2~4]。

正常心電図（図3）

12誘導心電図の詳細な見方についてはここでは言及しないが，それぞれの波形が持つ基本的な部分について考える。まず洞結節の刺激が心房→房室結節→心室へと伝わり心電図波形として現れる。それぞれの波形は心臓の状態（収縮期や拡張期）を示しており，それらが一定の間隔で規則正しく拍動しているものが正常波形である。

P波：心房の脱分極（収縮）
QRS波：心室の脱分極（収縮）
T波：心室の再分極（拡張）

図2 12誘導心電図

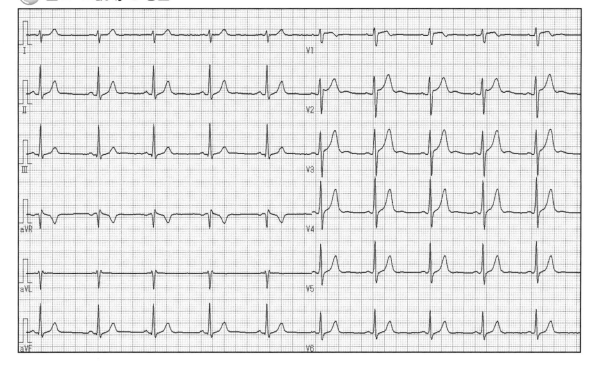

●異常心電図

　異常心電図（波形）の中でも，左脚ブロックや多源性心室性期外収縮・Ⅱ度以上の房室ブロック・洞不全症候群などにおいては精査が必要とされている[3]。このことからも，手術を担当する看護師は術中の循環管理のみでなく，患者の既往や術前情報を十分に把握しておく必要がある。**図4**に術前のみでなく術中に観察すべき不整脈や緊急的に対応が必要な不整脈の一例を列挙する。

図3 正常心電図

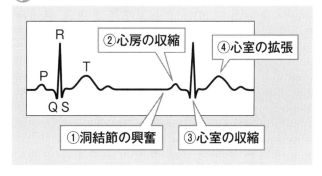

●胸部レントゲン

　胸部レントゲンでは，肺気腫や無気肺，気胸などの呼吸器関連の所見判別に用いられるほか，肺野の陰影から気管の太さや長さを見ることで術中に用いる気管チューブのサイズ選択の指標にもなる。

　また，患者によっては縦隔腫瘍や胸部大動脈瘤を確認でき，周術期における循環管理にも重要な情報となる検査である。さらに，胸郭と心臓の大きさを比べ，心胸郭比（Cardio Thoracic Ratio：CTR）として，心拡大や心不全や弁膜症などに

図4 術前・術中に観察もしくは緊急対応が必要な不整脈の一例

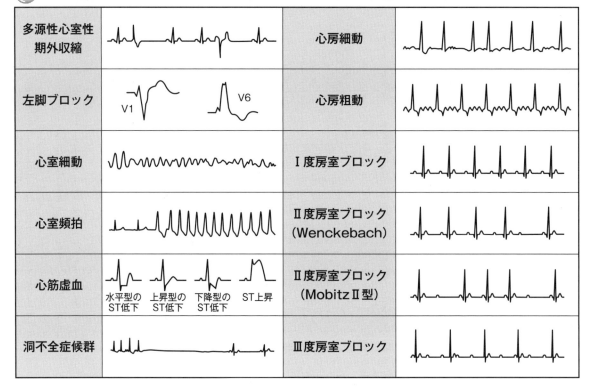

よる心肥大の示唆として活用できる。心胸郭比（CTR）はA＋B/C×100（心臓最大横径/胸郭最大横径×100）で求められ，基準としては成人で50％未満である（**図5**）。

加えて，胸腔内のCVポートやペースメーカーなどのインプラントについての情報を得る機会にもなる。

● 心臓超音波検査

超音波装置を用い非侵襲的に心臓の状態を映像化し，心機能評価や弁機能評価，肺動脈圧の推定，形状異常の発見に用いられる。心臓疾患手術や心機能・弁機能などに異常が認められる場合は行うべき検査である。しかし，高度肥満患者などにおいては，経皮的に心臓を超音波画像としてとらえにくい場合もあるため注意が必要である[3]。

● 下肢静脈超音波検査

DVTが疑われD-dimerが異常値を示した場合，画像診断の第一選択として行う検査である。この検査は大腿から下腿まで確認でき，静脈の形状や血栓の有無，血栓の状態（急性期・慢性期）などの診断が可能である。周術期における静脈血栓塞栓症（VTE）の予防方法の判断に用いられる。

図5 心胸郭比（CTR）

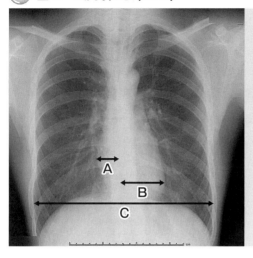

心胸郭比（CTR）
＝心臓最大横経/胸郭最大横径×100
＝A＋B/C×100

成人で50%未満が基準

表2 NYHA分類

I	心疾患はあるが身体活動に制限はない。 日常的な身体活動では著しい疲労，動悸，呼吸困難あるいは狭心痛が起こらない。
II	軽度ないし中等度の身体活動の制限があるが，安静時には症状がない。 日常的な身体活動で疲労，動悸，呼吸困難あるいは狭心痛が起こる。
III	高度な身体活動の制限がある。安静時には症状がない。 日常的な身体活動以下の労作で疲労，動悸，呼吸困難あるいは狭心痛が起こる。
IV	心疾患のためいかなる身体活動も制限される。 心不全症状や狭心痛が安静時にも存在する。わずかな労作でこれらの症状は増悪する。

● 足関節上腕血圧比（ABI）[5]

　足と腕の血圧を計測し，その値（ABI＝足関節収縮期血圧/上腕収縮期血）から動脈硬化や閉塞性動脈硬化症（ASO）などの動脈血行障害を診断するために用いられる。ABIが0.9未満をASOと診断することが多く，その場合，VTE予防のための弾性ストッキングや間欠的空気圧迫装置の使用は，ASO悪化の可能性があるため禁忌とされている。

● NYHA分類（表2）

　検査ではないが，患者に問診を行い日常生活活動で起こる自覚症状の有無や程度により心疾患の疑いや重症度を分類するものとしてNYHA分類がある。麻酔科医師の視点からもHYHA分類III以上の心不全は特に重症と言われており，他の検査項目に合わせ患者の自覚症状などの情報からもアセスメントする必要がある[2,6]。

評価で異常を示す場合

　一般的な術前検査を行う中で，循環に関連した評価や新たな循環異常が発見されることも少なくない。ここでは，術前に循環異常を示す場合について考えたい。

● 血液検査
　手術期における血液検査で循環にかかわる項目で特に重要なのは，貧血と止血凝固線溶系である。

● 貧血
　出血時の貧血による輸血に関しては，第3章 術中の麻酔看護〜患者管理「輸血の基礎知識」（P.76）で詳しく説明されているが，一般的な周術期の貧血時の輸血基準はHb 7〜8 g/dLと言われている。だだし，手術前の慢性的な貧血に関しての輸血は必須ではなく，逆に急速な貧血の是正を行うことで，心原性の肺水腫を起こす可能性もある。術前から輸血を行う場合は，出血がコントロールできない場合やその可能性がある場合のみ検討するとされている。術前のHbやHct，予定されている術式，患者の状態などから，必要な輸血準備やType＆screening（T＆S）など主治医や麻酔科医と検討する必要がある。また，術中の大量輸血や1,000mL/分以上の急速輸血時には凝固機能や血小板数の低下の可能性から検査データを踏まえ，新鮮凍結血漿や血小板の投与を検討する必要もある[1]。

● 止血凝固線溶系異常
〈凝固異常〉
　血小板や凝固系検査に異常がある場合は，その原因が疾患的なものか抗血栓療法などの薬物の影響なのかを鑑別する必要がある。
　出血傾向のある疾患としては，血小板機能低下症や先天性の凝固因子異常である血友病，Von Willebrand病などがある。血栓傾向のある疾患としては，アンチトロンビン欠乏症やプロテインC欠乏症・プロテインS欠乏症，抗リン脂質抗体症候群などがある。
　抗血栓療法中の患者は術前の休薬期間が守られているかを確認する必要がある。ワルファリンカリウム（抗凝固薬）は術前4日間休薬，アスピリンやチクロピジン塩酸塩（抗血小板薬）は術前7〜10日間休薬などが一般的であり，薬剤により休薬期間が異なるため注意する。

表3 WellsスコアによるDVT検査前臨床確率の評価方法

Wellsスコア（DVT用）	
活動性のがん（6カ月以内治療や緩和的治療含む）	1
完全麻痺・不全麻痺あるいは最近のギプス装着による固定	1
臥床安静3日以上または12週以内の全身あるいは部分麻酔を伴う手術	1
下肢深部静脈分布に沿った圧痛	1
下肢全体の腫脹	1
腓腹部（脛骨粗面10cm下方）の左右差＞3cm	1
症状のある下肢の圧痕性浮腫	1
表在静脈の側副血行路発達（静脈瘤除く）	1
DVT既往	1
DVTと同じくらい可能性のあるほかの診断がある	－2
臨床的確率	
低確率：0　中確率：1～2　高確率：≧3	

Wells PS, Owen C, Doucette S, et al. Does this patient have deep vein thrombosis? JAMA 2006；295：199-207.より引用，改変

〈線溶系異常〉

D-dimerなどの線溶系検査で異常が出た場合は，DVTの可能性を確認するために検査前臨床確率評価（**表3**）の内容も併せ，『肺血栓塞栓症および深部静脈血栓症の診断，治療，予防に関するガイドライン2017』のDVT診断・治療のフローチャートに基づき対応する（**図6**）[7]。DVTの有無や種類により，弾性ストッキングや間欠的空気圧迫装置が使用できない場合があるため，術前の情報収集が必要である。

● 心血管疾患

心臓手術以外を行う患者の心臓リスク評価について，『非心臓手術における合併心疾患の評価と管理に関するガイドライン』の中で，緊急性・高度心臓疾患の有無・手術リスクなどから手術適応についての判断を行うアルゴリズムが示されている。緊急手術の判断や手術以外に必要な検査や治療などについても示されているため，ガイドラインを参考にケアや評価の基準として用いる必要がある（**図7**）。

● 高血圧

高血圧患者は，動脈硬化や心血管系合併症や脳血管疾患・腎機能障害などを併発しているリスクがある。また，心肥大の可能性からも，心筋の酸素消費量を増大させ心筋虚血を発生する原因にもなる。一般に高血圧患者は，降圧薬の投与を行い日

図6 DVTの診断手順と治療法選択

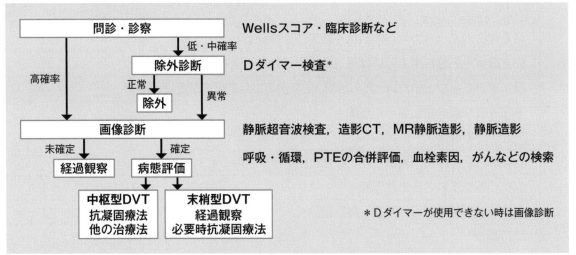

Wells PS, Owen C, Doucette S, et al. Does this patient have deep vein thrombosis? JAMA 2006；295：199-207.より引用，改変

常の血圧コントロールを行っているが，待機的手術で血圧が180／110mmHg以上であれば，血圧のコントロールを優先させることが必要とされている[8]。

　内服治療を受けている高血圧患者も，薬物の種類により適切な管理を行う必要がある。アンギオテンシン変換酵素変換阻害薬（ACE阻害薬），アンギオテンシンⅡ受容体拮抗薬（ARB）は，血圧低下や腎機能低下につながるため手術直前の内服を避ける必要がある。それ以外のβ遮断薬などに関しては突然の中断により血圧が上昇する可能性があるため，手術当日まで内服し管理する。これらの薬剤に関しては，麻酔科医師や病棟看護師とも連携を図り管理する必要がある。

●虚血性心疾患

　虚血性心疾患には，狭心症，心筋梗塞，虚血性心不全などがあり，心筋に十分な血流や酸素を送ることができない状態である。一般に不安定狭心症や急性心筋梗塞を持つ患者の場合は術前に血流を改善する血行再建治療（PCIやCABG）を優先する必要がある[3]。虚血性心疾患のある患者においては，心電図（ST変化）や肺動脈カテーテル，経食道的心臓超音波検査など，術式や侵襲なども加味し，適切なモニタリングを選択し管理する必要がある。

引用・参考文献
1）厚生労働省医薬・生活衛生局：血液製剤の使用指針（平成29年3月），P.9.
　https://www.mhlw.go.jp/file/06-Seisakujouhou-11120000-Iyakushokuhinkyoku/0000161115.pdf
　（2019年5月閲覧）
2）日本麻酔科学会・周術期管理チーム委員会編：周術期管理チームテキスト 第3版，P.342～343，356～359，日本麻酔科学会，2016.

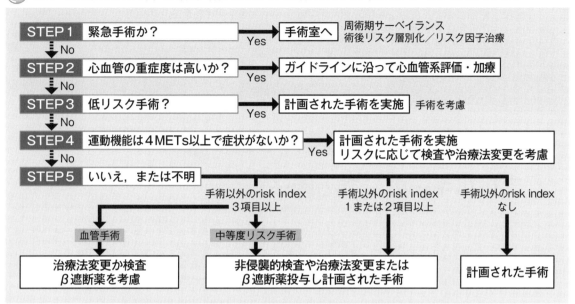

図7 50歳以上の非心臓手術における心臓リスク評価とケアのアルゴリズム

Fleisher LA, Beckman JA, Brown KA, et al. ACC/AHA 2007 guidelines on perioperative cardiovascular evaluation and care for noncardiac surgery : a report of the American College of Cardiology/American Heart Association Task Force on Practice Guidelines (Writing Committee to Revise the 2002 Guidelines on Perioperative Cardiovascular Evaluation for Noncardiac Surgery) : developed in collaboration with the American Society of Echocardiography, American Society of Nuclear Cardiology, Heart Rhythm Society, Society of Cardiovascular Anesthesiologists, Society for Cardiovascular Angiography and Interventions, Society for Vascular Medicine and Biology, and Society for Vascular Surgery. Circulation 2007 ; 116 : e418-e499.より引用,改変

3) 日本循環器学会他:非心臓手術における合併心疾患の評価と管理に関するガイドライン(2014年改訂版),P.7~9, 12, 17~18, 2014.
http://www.j-circ.or.jp/guideline/pdf/JCS2014_kyo_h.pdf(2019年5月閲覧)
4) 稲田英一:術前評価における術前検査の役割,日本臨床麻酔学会誌,Vol.25, No.7, P.582~587, 2005.
5) 日本循環器学会他:末梢閉塞性動脈疾患の治療ガイドライン(2015年改訂版),P.8, 15, 2015.
http://www.j-circ.or.jp/guideline/pdf/JCS2015_miyata_h.pdf(2019年5月閲覧)
6) 日本循環器学会他:急性・慢性心不全診療ガイドライン(2017年改訂版),P.13, 30, 2018.
http://www.j-circ.or.jp/guideline/pdf/JCS2017_tsutsui_h.pdf(2019年5月閲覧)
7) 日本循環器学会他:肺血栓塞栓症および深部静脈血栓症の診断,治療,予防に関するガイドライン(2017年改訂版), 2018.
http://www.j-circ.or.jp/guideline/pdf/JCS2017_ito_h.pdf(2019年5月閲覧)
8) 日本高血圧学会高血圧治療ガイドライン作成委員会編:高血圧治療ガイドライン2014, P.113,日本高血圧学会, 2014.
https://www.jpnsh.jp/data/jsh2014/jsh2014v1_1.pdf(2019年5月閲覧)
9) Wells PS, Owen C, Doucette S, et al. Does this patient have deep vein thrombosis? JAMA 2006 ; 295 : 199-207.
10) Fleisher LA, Beckman JA, Brown KA, et al. ACC/AHA 2007 guidelines on perioperative cardiovascular evaluation and care for noncardiac surgery : a report of the American College of Cardiology/American Heart Association Task Force on Practice Guidelines (Writing Committee to Revise the 2002 Guidelines on Perioperative Cardiovascular Evaluation for Noncardiac Surgery) : developed in collaboration with the American Society of Echocardiography, American Society of Nuclear Cardiology, Heart Rhythm Society, Society of Cardiovascular Anesthesiologists, Society for Cardiovascular Angiography and Interventions, Society for Vascular Medicine and Biology, and Society for Vascular Surgery. Circulation 2007 ; 116 : e418-e499.
11) 平井正文,岩井武尚編:新弾性ストッキング・コンダクター,へるす出版, 2010.
12) 西崎祐史,渡邊千登世編:ケアに生かす検査値ガイド,照林社, 2011.
13) 讃岐美智義編:麻酔科薬剤ノート―周術期の麻酔・救急対応薬の使用ポイント,羊土社, 2010.

4 アレルギー

松原昌城

初心者／新人

アレルギーの分類と因子

アレルギー反応はⅠ～Ⅴ型に分類され，手術室内で遭遇する可能性の高いアレルギーは，主に外的な要因でアレルギーを起こすⅠ型とⅣ型の2つの分類である。Ⅰ型は「即時型」「アナフィラキシー型」と呼ばれ，15～30分で皮膚反応を起こすこともある。Ⅳ型は「遅延型」と呼ばれ，24～72時間で皮膚反応を起こす[1]。

手術室内で関係が深いアレルギー因子として，Ⅰ型は，薬剤，ラテックス，アルコール，ヨードなどが挙げられ，Ⅳ型は，金属，ヨード，手袋などが挙げられる。その中でも，手術室でのアレルギーは，「筋弛緩薬」「抗菌薬」「ラテックス」が重要であるとされている[2]。

それぞれのアレルギーの因子の特徴と注意点

薬剤におけるアナフィラキシーは，筋弛緩薬や抗菌薬，造影剤などによるアナフィラキシーが多い。近年はハイブリッド手術などにより，手術室内でも造影剤を使用する頻度が増加している。

● ラテックス

ラテックスは天然ゴムに含まれ，手袋や駆血帯，尿道カテーテルなどのゴム製品に含有されていることが多い。最近はラテックスフリーの製品も多く発売されており，ラテックスアレルギーを持っていない患者においても予防的にラテックスフリー製品を使用することが増えている。

● ヨード

ヨードは，イソジン®の消毒液が広く使用されている。ヨードアレルギーの患者には，イソジンガーグル®でのうがいを問題なく実施できるか問診すると，ヨードアレルギーの鑑別が行える。

ヨードは，消毒薬に広く使用されているだけでなく，CT撮影やアンギオ検査血管内手術時に使用される造影剤の中にも含有されているため注意が必要である。手術室内で使用される造影剤の中でも，インドシアニングリーンなどに含有されている。この造影剤にはアレルギー反応以外にも副作用が多く，造影剤のアレルギーなのか副作用なのかを鑑別することが重要である。

● 金属

　金属は，主に接触性皮膚炎としてⅣ型アレルギーの反応を示す。金属の中でも，ニッケル，コバルト，クロムに反応する患者が多いとされる。また，汗や体液に接触することでイオン化し，金属成分が溶解して接触性皮膚炎を起こすことが要因とされる。

　鋼製小物に使用される医療用ステンレスやインプラントで使用されるチタンは，アレルギー反応を起こしにくいように製造されている。皮膚で使用するステープラーなどは特に金属アレルギーに注意を要する。体内で使用するインプラントにおいても，場合によって周囲の組織に浮腫を生じさせるなどのアレルギー反応を起こすことがあるため，アレルギー反応のない別素材のものを選択できるか主治医に確認すべきである。

＊　＊　＊

　一度使用しアレルギー反応が起こらなかった薬は，次に使用する時にもアレルギー反応が起こらないと誤った認識がされていることがあるが，ラテックスなどのように蓄積することで発症するアレルギーもある。一度使用しているから大丈夫ではなく，アレルギーを起こしやすい薬剤や医材を使用する際には，常に注意して観察を行う。

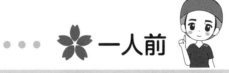

アナフィラキシーとアナフィラキシーショックの違い

　アナフィラキシーとは，「アレルゲン等の侵入により，複数臓器に全身性にアレルギー症状が惹起され，生命に危機を与え得る過敏反応」を言い，アナフィラキシーショックとは，「アナフィラキシーに血圧低下や意識障害を伴う場合」を言う[3]。この2つの言葉の定義を混同している看護師が多くいると感じる。まずは，明確に

表1 アナフィラキシーの重症度分類

		グレード1（軽症）	グレード2（中等症）	グレード3（重症）
皮膚・粘膜症状	紅斑・蕁麻疹・膨疹	部分的	全身性	←
	瘙痒	軽い瘙痒（自制内）	強い瘙痒（自制外）	←
	口唇，眼瞼腫脹	部分的	顔全体の腫れ	←
消化器症状	口腔内，咽頭違和感	口，のどのかゆみ，違和感	咽頭痛	←
	腹痛	弱い腹痛	強い腹痛（自制内）	持続する，強い腹痛（自制外）
	嘔吐・下痢	嘔気，単回の嘔吐・下痢	複数回の嘔吐・下痢	繰り返す嘔吐・便失禁
呼吸器症状	咳嗽，鼻汁，鼻閉，くしゃみ	間欠的な咳嗽，鼻汁，鼻閉，くしゃみ	断続的な咳嗽	持続する強い咳き込み，犬吠様咳嗽
	喘鳴，呼吸困難	―	聴診上の喘鳴，軽い息苦しさ	明らかな喘鳴，呼吸困難，チアノーゼ，呼吸停止，$SpO_2 \leq 92\%$，締めつけられる感覚，嗄声，嚥下困難
循環器症状	脈拍，血圧	―	頻脈（+15回/分），血圧軽度低下，蒼白	不整脈，血圧低下，重度徐脈，心停止
神経症状	意識状態	元気がない	眠気，軽度頭痛，恐怖感	ぐったり，不穏，失禁，意識消失

血圧低下　　：1歳未満<70mmHg，1～10歳<[70mmHg+（2×年齢）]，11歳～成人<90mmHg
血圧軽度低下：1歳未満<80mmHg，1～10歳<[80mmHg+（2×年齢）]，11歳～成人<100mmHg

Yanagida N, et al：Int Arch Allergy Immunol 2017；172：173-82.より引用
一般社団法人日本アレルギー学会監修：アナフィラキシーガイドライン，P.12，一般社団法人日本アレルギー学会，2014.

違いを理解した上で，症状や対応にも違いが生じることを，アナフィラキシー重症度分類から理解してもらいたい（**表1**）。

アナフィラキシーの「観察」と「対応」

観察

　観察する項目は，①皮膚症状，②呼吸症状，③循環器症状，④消化器症状，⑤神経症状である。④，⑤は鎮静後には症状観察が困難であるため，①，②，③の症状の観察を優先する。おそらく最初に気づくのは皮膚症状であろう。皮膚症状が出現したら，呼吸器症状と循環器症状をセットで観察することを意識する。しかし，アナフィラキシーで皮膚および粘膜症状を来す患者は80～90％とされており，皮

膚・粘膜症状がなく呼吸器・循環器症状を主訴としたアナフィラキシーとなる場合がある[4]。筆者は，手術室内で挿管下における抗生剤の執刀前投与時に，気道内圧の急激な上昇でアナフィラキシーが発見された症例を経験した。抗生剤投与直後は，ほかの手術準備と同時並行となり観察が疎かになりがちだが，意識的に患者の皮膚やバイタルサインの観察を行う必要がある。皮膚症状がない場合には，ほかの病態との鑑別診断が困難となるが，即時型であるアナフィラキシーの特徴としては，アレルゲンとの接触から5分以内に症状を起こすのが特徴である。他の疾患との鑑別の方法を理解しておくとよい（**表2**）。

皮膚・粘膜症状の観察としては，部分的なのか全身性なのかの観察が必要となる。紅潮や蕁麻疹，浮腫などのさまざまな形で症状が出現する。

呼吸器症状の観察としては，SpO_2，$EtCO_2$，気道内圧モニター，聴診の実施が必要である。喘息に伴うSpO_2の低下，$EtCO_2$のプラトー期（第Ⅲ相）の右肩上がりがないか，気道内圧が上昇していないか，聴診にて喘鳴がないか，観察を行う。

循環器症状としては，血圧の低下，心拍数の変化がないか観察を行う。

二相性アナフィラキシーとは，アレルギーの初回反応が治まってから症状が再燃することである。成人で23％に発生するとされる。二相性アナフィラキシーを予防するために，特定のアレルゲンの除去と副腎皮質ステロイドの投与が行われる。重篤な反応を示した二相性のアナフィラキシーでは4時間以内に発症したものが76％とされている[4]。アナフィラキシーに対応した後でも，継続して観察を強化し，対応がとれるような体制を整えておく必要がある。

薬剤によるアナフィラキシーはほかの原因物質と比較しても，圧倒的に速く症状が出現する。アナフィラキシーによる死亡例では，心停止もしくは呼吸停止に陥るまでの時間は約5分とされており，迅速な対応が必要である[5]。

● 対応

対応としてまず実施すべきことは，考えられるアレルゲンの除去である。アレルゲンの除去をしていないと，以下の対応を実施してもアレルギー反応を起こし続ける可能性がある。

アナフィラキシーを疑った際には，迅速な対応が必要となるために，すぐに医師に報告を行う。5分以内に投与した薬剤がないか確認を行い，持続投与中であれば，投与を中止する。血圧測定を行い血圧が低下しているか観察をするが，血圧が低下していなくても今後血圧低下の可能性があるので，仰臥位で下肢を挙上させる。

● 表2 アナフィラキシーの鑑別のポイント

アナフィラキシーの症状に類似する疾患・症状

鑑別困難な疾患・症状
- 喘息発作
- 失神
- 不安発作／パニック発作
- 急性全身性蕁麻疹
- 異物の誤嚥
- 心血管疾患（心筋梗塞，肺塞栓症）
- 神経学的疾患
  （けいれん，てんかん，脳血管疾患）

食事関連
- ヒスタミン中毒
- グルタミン酸ナトリウム過敏反応
- 亜硫酸塩過敏反応
- 食中毒

内因性ヒスタミン過剰
- マスト（肥満）細胞症
- クローン性マスト細胞異常
- 好塩基球性白血病

皮膚紅潮症候群
- 閉経周辺期
- カルチノイド症候群
- 自律神経性てんかん
- 甲状腺髄様癌

非器質性疾患
- 声帯機能不全
- 過換気
- 心身症

ショック
- 循環血液量減少性
- 心原性
- 血液分布異常性
- 敗血症性

その他
- 非アレルギー性血管浮腫
  遺伝性血管浮腫Ⅰ型，Ⅱ型，Ⅲ型
  ACE阻害薬※関連の血管浮腫
- 全身性毛細管漏出症候群
- レッドマン症候群（バンコマイシン）
- 褐色細胞腫（奇異反応）

※ACE阻害薬（angiotensin converting enzyme inhibitor）：アンジオテンシン変換酵素阻害薬

鑑別のポイント

鑑別困難な疾患・症状	共通する症状	鑑別ポイント
喘息	喘鳴，咳嗽，息切れ	喘息発作では掻痒感，蕁麻疹，血管浮腫，腹痛，血圧低下は生じない。
不安発作／パニック発作	切迫した破滅感，息切れ，皮膚紅潮，頻脈，消化器症状	不安発作／パニック発作では蕁麻疹，血管浮腫，喘鳴，血圧低下は生じない。
失神	血圧低下	純粋な失神による症状は臥位をとると軽減され，通常は蒼白と発汗を伴い，蕁麻疹，皮膚紅潮，呼吸器症状，消化器症状がない。

その他，年齢および性別を考慮することは，アナフィラキシーの鑑別診断に有用である。

Simons FE, et al. WAO Journal 2011；4：13-37.を引用改変
一般社団法人日本アレルギー学会監修：アナフィラキシーガイドライン，P.2，一般社団法人日本アレルギー学会，2014.

アナフィラキシーの治療の第一選択は，アドレナリン0.3mg（通常の0.1％アドレナリンを0.3mL）の大腿部への筋注である。大腿部への筋注は速やかに血中濃度が上昇するのに効果的である。アドレナリンの血中濃度が急激に上昇すると，重篤な心筋虚血，不整脈，肺水腫などを引き起こす可能性がある。静脈内投与では副作用の危険性が高いので，大腿部への筋注が推奨される。

　アナフィラキシーショックに伴い，心停止状態となった場合には，蘇生のためのアドレナリンの静脈内投与が行われる。アドレナリンの投与目的と方法の選択に注意する[6]。

　アレルギー患者等はアナフィラキシーに備えて，エピペン®を常備されている方もいる。エピペン®は0.3mgのアドレナリンの自己注射薬で，大腿部への筋注が迅速に容易に実施できるように設計されている。

　第二選択として，抗ヒスタミン薬とβ_2刺激薬，副腎皮質ステロイドが挙げられる。

　抗ヒスタミン薬は皮膚・粘膜症状に有効であり，β_2刺激薬は呼吸器症状の改善に有効で，副腎皮質ステロイドは二相性アナフィラキシーの予防や緩和に有効であるとされている。

　症状に合わせて薬剤の投与が必要になるために，どんなアナフィラキシーの症状が出現しているのか観察の項目を参照して，観察を行うべきである。

引用・参考文献

1）日本ラテックスアレルギー研究会ラテックスアレルギー安全対策ガイドライン作成委員会：ラテックスアレルギー安全対策ガイドライン2018〜化学物質による遅延型アレルギーを含む〜，P.3〜5，協和企画，2018．
2）一般社団法人日本アレルギー学会監修：アナフィラキシーガイドライン，P.7，一般社団法人日本アレルギー学会，2014．
3）前掲2），P.1．
4）前掲2），P.11．
5）Pumphrey RSH：Lessons for management of anaphylaxis from a study of fatal reactions. Clin Exp Allergy. 2000；30（8）：1144-1150.
6）一般社団法人日本医療安全調査機構編：医療事故の再発防止に向けた提言　第3号　注射剤によるアナフィラキシーに係る死亡事例の分析，P.16〜20，一般社団法人日本医療安全調査機構，2018．
7）Yanagida N, et al：Int Arch Allergy Immunol 2017；172：173-82.
8）前掲2），P.12．
9）Simons FE, et al. WAO Journal 2011；4：13-37.
10）前掲2），P.2．

5 内分泌系の評価

松原昌城

初心者／新人

周術期の糖尿病および高血糖の管理

　内分泌系の疾患の代表として糖尿病が挙げられる。糖尿病による高血糖は周術期においても，好中球やマクロファージなどの白血球の機能を低下し術後感染のリスクを上昇させる。また，創傷遅延や微小循環不全による脳梗塞や心筋梗塞を起こすことが報告されている[1]。糖尿病患者の術前の空腹時血糖値を140mg/dL以下を目安に，術中～術後は180～200mg/dL以下にコントロールすることが推奨される[1,2]。一見，高血糖で管理するように見えるが，麻酔による鎮静中は低血糖の症状である冷や汗や手足の震えなどの観察が困難であり，麻酔覚醒遅延の原因が低血糖による意識障害となる可能性もあるため，低血糖にも注意が必要である。

　手術に伴う侵襲により，侵襲ホルモン（成長ホルモン，グルカゴン，コルチゾール，カテコラミンなど）が放出される。これらは，インスリンの抵抗性を高め，手術前から手術中にかけての絶食により飢餓状態になることで，肝臓で蓄えたグリコーゲンをグルカゴンにより糖新生し，骨格筋ではタンパク異化が亢進する作用に働くことで血糖値が上昇する[1]。この高血糖状態は外科的糖尿病と呼ばれ，術前の糖尿病の診断を受けていない患者にも起こり得る現象である（**図1**）。

　術前からの高血糖状態である患者では，短期的な周術期における糖尿病の管理の指標となる血糖や尿ケトン体の術前検査と評価を行う。一般的に糖尿病で評価されるHbA1cとは，検査の1～2カ月前の血糖値の値を反映する。Hbのうちブドウ糖と結合し糖化ヘモグロビンとなった割合の指標となるが，一度糖化したHbは，寿命である約120日間

図1 外科的糖尿病の糖新生

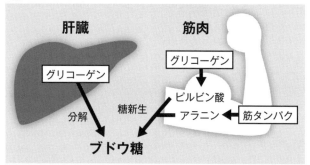

武田純三編：オペナースがパッと調べてサクサク使える！
手術室の薬剤122，P.258，メディカ出版，2014.より引用，一部改変

は結合が解除されないために過去の値となり，長期的なコントロールの指標となる。糖尿病の合併症を併発している患者においては，周術期においてもリスクとなるため，糖尿病による合併症として腎症，網膜症，神経障害，脳梗塞・心筋梗塞，末梢循環不全などが起こっていないか，HbA1cを参考にそれぞれ視野検査，心電図，心エコーなどで評価しておくべきである。特に糖尿病患者において，麻酔に伴う冠動脈疾患の合併症は，糖尿病でない患者に比べ男性で2倍，女性で3倍とされているために，虚血性変化には注意を要する[3]。また，下肢動脈の末梢循環不全がある時には，DVT対策のデバイスの検討や温風式加温装置の扱いに注意が必要である。

術中の高血糖の治療としては，即効性のインスリンの投与が行われる。

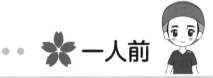

タンパク節約効果

周術期における高血糖は感染や創傷遅延，微小循環不全による脳梗塞や心筋梗塞を起こすリスクを高くすることは，前項で述べた。しかし，最近の麻酔管理においては周術期に糖分の投与を行うことが勧められている。外科的糖尿病の要因となる骨格筋のタンパク異化は，骨格筋が消耗するために術後の筋力の回復を遅くするとされている。糖分入りの輸液などを投与し，骨格筋のタンパク異化を防ぐ。これをタンパク節約効果と呼ぶ。タンパク節約効果によって，術後の回復が早くなることが期待される[4]。

アミノ酸の輸液においても同様にタンパク節約効果につながる。アミノ酸はタンパク質の構成成分であるが，アミノ酸が代謝される過程であるクエン酸回路において，糖新生が行われる。この糖新生によって，血糖値が上昇するためタンパク節約効果となるのである（図2）。

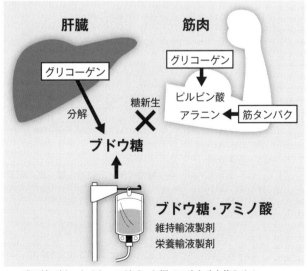

図2 タンパク節約効果

武田純三編：オペナースがパッと調べてサクサク使える！手術室の薬剤122, P.258, メディカ出版, 2014.より引用, 一部改変

また，ERASにもあるように手術前には炭水化物負荷として，ブドウ糖含有の清涼飲料が良いとされる[5]（第1章 麻酔管理とは～総論「ERASの広がり」〈P.13〉参照）。炭水化物負荷によって，外科的糖尿病のタンパク節約効果を期待するのと，患者が空腹による不快を免れるとされる。

甲状腺クリーゼ

周術期において忘れてはいけない内分泌系疾患として，甲状腺機能亢進に伴う甲状腺クリーゼが挙げられる。甲状腺クリーゼは致死率が20～30％と高く，注意が必要である。甲状腺クリーゼは甲状腺機能亢進状態時に，手術などの侵襲がきっかけに甲状腺ホルモン作用過剰に対して生体の代償機能が破綻し，さまざまな症状が出現する。手術後の鎮静が解除されたタイミングが侵襲となり，術後に甲状腺クリーゼになる場合がある。中枢神経症状（不穏，せん妄，痙攣など），発熱（38度以上），頻脈（130回/分以上），心不全症状，消化器症状（嘔気・嘔吐，下痢）などの症状がある[6]。

甲状腺機能亢進症を事前に診断されている場合には，採血にて甲状腺機能の評価である遊離FT_3，遊離FT_4，TSHが高値になっていないか確認を行う。注意しなければならないのは，甲状腺機能亢進症を診断されていない場合である。通常は，本人に甲状腺機能亢進症の症状である動悸や多汗，疲れやすい，体重減少などの自覚症状がなければ，遊離FT_3，遊離FT_4，TSHの術前検査は実施されない。そのため，定期手術で手術前の訪問の際に，甲状腺機能亢進症の多くの患者に見られる甲状腺の腫脹の有無を観察する。甲状腺の腫脹が観察されたら症状を聴診し，遊離FT_3，遊離FT_4，TSHの採血の検査を行うとよい。また，甲状腺が腫脹している患者では，胸部X線写真で気管が狭窄している場合があるため，甲状腺手術の患者においては，気道確保の方法，挿管チューブの選択に注意が必要である。さらに，緊急手術の中に甲状腺機能亢進症が潜んでいる可能性がある。甲状腺機能亢進症は20～50代の女性において比率が高いため，若い女性の患者においては注意深い観察が必要である。

引用・参考文献
1）日本麻酔科学会・周術期管理チーム委員会編：周術期管理チームテキスト 第3版，P.374～380，日本麻酔科学会，2016.
2）針原康：手術部位感染防止 手術医療の実践ガイドライン（改訂版），日本手術医学会誌，Vol.34, Suppl, P.58～70, 2013.
3）永井良三シリーズ総監修，稲田英一責任編集，上村裕一，土田英昭，村上雅洋編：麻酔科研修ノート 改訂第2版，P.127～129，診断と治療社，2014.
4）武田純三編：オペナースがパッと調べてサクサク使える！手術室の薬剤122，P.258，メディカ出版，2014.
5）前掲1），P.13～16.
6）前掲3），P.141～144.

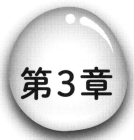

第3章

術中の麻酔看護
〜患者管理

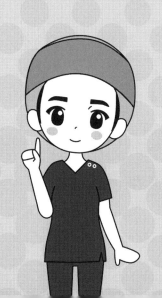

1 呼吸管理

松原昌城

・・・・・・ 初心者／新人 ・・・・・・

全身麻酔による呼吸器系への影響

　全身麻酔では，自発呼吸がなくなり人工呼吸器管理の陽圧換気で呼吸が行われる。
　覚醒下では，横隔膜の収縮と肋間筋の拡張などで吸気が行われる。筋弛緩には感受性が高い部位と低い部位があり，感受性が高い部位は筋弛緩作用が起こりやすく，回復もしやすい。肋間筋は筋弛緩の感受性が高いために，早期から肋間筋の運動抑制（胸郭拡張障害）が起こって，一回換気量の減少につながる。全身麻酔下の陽圧換気では肋間筋が抑制されるので，吸気は横隔膜優位になる[1]。手術体位や固定器などによって横隔膜の動きを制限するような事態を起こすと，一回換気量はさらに減少する。

体位による呼吸器系への影響

●仰臥位
　仰臥位では腹腔内臓器が押し上げられて座位に比べて換気量が90％に減少する[2]。肥満患者や腹腔内に腫瘍などがある場合には，より横隔膜が押し上げられるので注意が必要である。

●腹臥位
　腹臥位では立位に比べ，機能的残気量が12％減少するとされる[3]。また，腹部を圧迫し横隔膜が上昇することで，肺が広がりにくくなり換気量も減少する。また，胸郭を圧迫することでも胸郭の動きが制限されてしまい，肺が広がりにくい。肺が広がりにくい状態であるにもかかわらず，仰臥位と同じ一回換気量を維持すると，胸腔・気道内圧が上昇する。胸腔・気道内圧の上昇は肺血管を圧迫し，静脈循環血液量の減少を起こし，血圧が低下することにもつながるために，気道内圧が上昇していないか観察を行う。

● 側臥位

側臥位では，換気量が座位に比べて80〜90％に減少する[2]。また，換気血流比不均衡（詳細は後述）が起こるために，適切な酸素化が困難な体位である。また，片肺換気を行う際には，より酸素化の管理が困難となる。肺切除の手術後には残った肺で呼吸機能を維持するので，肺活量と1秒率は低下する。

● 砕石位

下肢の挙上・股関節の屈曲に伴い，腹腔内臓器が仰臥位よりもさらに押し上げられる。換気量は座位に比べて82％まで減少する[2]。

腹腔鏡手術の場合には，気腹の影響と頭低位の影響でさらに換気量が減少すると考えるべきである。

＊　＊　＊

さまざまな手術体位による呼吸（特に換気量）への影響を述べたが，横隔膜の変位は手術後もすぐには戻らないため，麻酔覚醒時にも横隔膜の変位による換気制限を考慮して観察を行う必要がある。

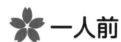

換気血流比不均衡

内呼吸では，肺毛細血管を流れる静脈血が肺胞のガス交換によって，酸素を多く含んだ動脈血となる。つまり，換気されてきた空気と血流がそろっていて，正常なガス交換が行われる。この時の空気と血流の関係を，換気—血流比と言い，分時肺胞換気量と分時肺毛細血管血流量の関係が1対1が理想であるが，平均すると0.8対1であるとされる。

陽圧換気下で横隔膜優位になることで起こるのが，換気血流比の不均衡である。つまり，換気と血流のバランスが乱れるのである。どの体位でも起こり得るが，仰臥位において自発呼吸下では背側の横隔膜が十分に腹部へ広がるが，陽圧換気では横隔膜は上方に押し上げられた腹部臓器を押し返すだけの拡張が困難であり，背部側の横隔膜は頭側にシフトし，肺容量を減少させる。その際，肺血流は重力の影響を受けて，背部側に血流が多くなる。背側では血流は多くなるが換気量は少ない，腹側では血流は少ないが換気量は多くなり，換気血流比不均衡状態となる（**図**）[1,4]。

図 横隔膜の動きと換気—血流分布

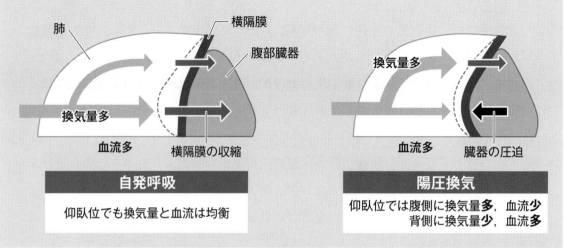

鎌倉やよい，深田順子：周術期の臨床判断を磨く—手術侵襲と生体反応から導く看護，P.37，医学書院，2008.より引用，改変

　背側の血流は多いが換気量は少ないという状態は，二酸化炭素を多く含む静脈血がガス交換されずに左房に戻り動脈還流を流れてしまう。これは，シャント効果と呼ばれ，持続すると動脈血酸素分圧が低下し，酸素化の障害になるために注意が必要である。

　しかし，肺には低酸素性肺血管収縮という働きがある。これは，肺胞での酸素分圧が低下した時に隣接する肺胞の動脈が収縮して，換気していない肺胞には血流が少なくなり，換気が多い肺胞への血流が多くなる。換気血流比不均衡を是正する働きがある[5]。

P/F比

　全身麻酔下で酸素投与中の患者においての酸素化の評価は，パルスオキシメーターのSpO_2のみでなく，P/F比（＝動脈血酸素分圧〈PaO_2〉/吸入酸素濃度〈FiO_2〉）も踏まえるべきである。

　PaO_2が100mmHgであれば，SpO_2は100％で表示される。しかし，SpO_2の上限は100％であるため，PaO_2が200mmHgであってもSpO_2は100％でしかない。酸素療法を行っている患者においては，FiO_2が高濃度であるために酸素分圧は上昇しているが，実は肺の酸素化が保たれていないことがある。

　これを簡易的に計算できるのがP/F比である。P/F比が400〜450であれば酸素化が正常であり，300未満では酸素化不良であると判断され，250以下では抜管の可否が検討される。例えば，PaO_2が100mmHgであっても，FiO_2が0.5であれば，SpO_2は100％で表示されるが，P/F比は200で酸素化不良と判断される[6,7]。

閉塞性換気障害

● 術中の観察

閉塞性換気障害の患者は特徴的なカプノグラムの波形を示す。閉塞性換気障害は息が吐きにくくなる状態であり，気道が閉塞しており息を一度に多く吐けない。カプノグラムでは，第Ⅲ相が呼気で通常は二酸化炭素濃度が一定となり肺胞プラトーと呼ばれる状態になり，ほぼ平行の波形となるが，空気を一度に吐けないので濃度が二酸化炭素濃度が一定にならずに，第Ⅲ相が右肩上がりの波形となる。閉塞性換気障害の代表である慢性閉塞性肺疾患では，常にこの波形であるが，同じ閉塞性換気障害の喘息ではこの波形が発作時のみ出現する。カプノグラムの第Ⅲ相の波形に右肩上がりの変化が急に生じた際には，喘息を疑い，気道内圧や呼吸音の聴診などの観察を行う。

拘束性換気障害

拘束性換気障害の代表的な疾患として，間質性肺炎が挙げられる。間質性肺炎は通常の肺炎とは大きく異なるので注意が必要である。呼吸音では捻髪音と表現されるバリバリやパリパリという音が聞こえるのが特徴である。症状は乾性咳嗽や労作時呼吸困難が初発症状として多い。

特発性間質性肺炎とは，原因が特定できない間質性肺炎の総称であり，そのうちの50～90％が特発性肺線維症である。間質性肺炎の経過で注意しなければならないのが，急性増悪である。急性増悪になると，致死率が高く注意が必要である。急性増悪は，風邪を引くこと，全身麻酔を受けることが要因となることがある[8]。

間質性肺炎は肺がんを高率に合併するために，全身麻酔下での肺切除を受ける機会があるが，この手術を機に急性増悪を起こすことがある。間質性肺炎合併の肺がん手術患者のうち，9.3％に急性増悪が発生し，この急性増悪は致死率が43.9％と高く要注意である。抜管時には問題なくても，術後数日経過して急性増悪を起こし，再挿管になる例もあるため，術後の1カ月以内は注意が必要である[8]。

急性増悪を起こさない麻酔として，全身麻酔以外の麻酔方法が可能であれば，そちらを選択する。全身麻酔の場合でも，可能な限り手術時間が短く侵襲が少ない手術を選択する。全身麻酔下において急性増悪を回避する方法として，麻酔科医師は

次の2つに注意している。看護師も覚えておくべきである。
① 高酸素濃度にしない
② 高気道内圧にしない

　間質性肺炎は，肺が線維化し膨らみにくく気道内圧が上昇しやすい状態である。気道内圧が上昇してしまうと，肺が圧外傷を起こして緊張性気胸になる可能性がある。また，バッキングによっても気道内圧が上昇するために注意が必要である。そのため，気道内圧が高くなっていないか観察が必要である。一般的には，一回換気量を低く設定すると，気道内圧は低下する。看護師も麻酔科医師と一緒に酸素濃度や気道内圧を観察することが重要である[8]。

引用・参考文献
1）磯野史朗編：麻酔科医として必ず知っておきたい周術期の呼吸管理，P.32〜40，羊土社，2017.
2）鎌倉やよい，深田順子：周術期の臨床判断を磨く―手術侵襲と生体反応から導く看護，P.45，医学書院，2008.
3）草柳かほる，久保田由美子，峯川美弥子編著：手術室看護―術前術後をつなげる術中看護，P.80〜89，医歯薬出版，2011.
4）前掲2），P.35〜39.
5）前掲1），P.175.
6）前掲1），P.162〜166.
7）前掲2），P.47〜50.
8）前掲1），P.290〜294.

2 循環管理

灘本　武

初心者／新人

動脈圧モニタリングの目的，肺動脈カテーテルの目的，循環血液量の把握

　術中の患者は，自己の身体的侵襲や状況に対するニーズを声に出し訴えることはできない。そのため私たち手術室看護師がその代弁者として，患者の生体情報モニターからの情報や直接患者に触れることによりニーズをアセスメントし看護を行うべきである。ここでは，循環にかかわるモニタリングなどの基礎について考えたい。

● 動脈圧モニタリング

　動脈圧いわゆる血圧は，心臓から拍出される血液量（心拍出量）と末梢血管抵抗によって求められる（血圧＝心拍出量×血管抵抗）。すなわち，動脈圧は循環血液量や心収縮力，血管の収縮・拡張の状態を示す指標になるほか，術中の循環血液量の過不足などの循環動態を把握するための重要なモニターとなる。

　動脈圧を測定するには，非侵襲的な非観血的血圧測定法と侵襲的な観血的血圧測定法があり，患者の状態や術式によってそのどちらかもしくは両方を用いて測定する。

● 非観血的血圧測定

　四肢にマンシェットを巻き測定する方法で，触診法や聴診法などがあるが手術室では生体情報モニターによる自動測定を行うことがほとんどである。測定する部位や対象（成人や小児または体形）によりマンシェットサイズが異なるため注意が必要である。術中，非観血的血圧測定で管理を行う場合は原則として5分間隔で測定し，術式や患者の状態によってはそれ以上に頻回に実施する必要があると言われている[1]。

● 観血的動脈圧測定（Aライン）

　非観血的血圧測定とは違い，侵襲的に動脈に留置針を挿入し，ヘパリン化生食で満たしたトランデューサ付き回路に接続し，動脈圧の値や波形をモニタリングする。連続的にリアルタイムに動脈圧を計測できる，血液ガスのサンプリングが容易であるといったメリットがあるが，感染などのリスクもあり，安易にすべての症例

表1 観血的血圧測定の適応

大きな循環血液量変動・出血を伴う大手術	侵襲性の高い手術
心臓や大血管手術	重度の心疾患患者
頻回な動脈血採血が必要な場合	高度外傷
非観血的血圧測定が困難（高度肥満・熱傷など）	ショック患者・多臓器不全患者

国沢卓之：術中モニターの適応と選択，日本臨床麻酔科学会誌，Vol.29, No.2, P.143～151, 2009.より一部引用，改変

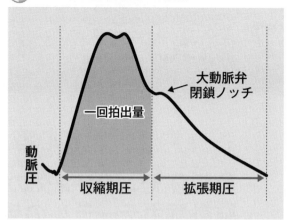

図1 観血的動脈圧波形

に用いるのではなく，術式や患者の状態を考慮し適応を判断する（**表1**）。

また，『血管内留置カテーテル由来感染の予防のためのCDCガイドライン2011』では，Aライン挿入の際には感染予防のために，キャップ，マスク，滅菌手袋，無菌穴あきドレープを使用しなければならないとされているほか，トランデューサは96時間ごとに交換することを推奨している（カテゴリーIB）[2]。

〈観血的動脈圧波形〉（図1）

　図1にある観血的動脈圧波形の一番高い部分が収縮期血圧，低い部分が拡張期血圧を示している。また，収縮期血圧に次いである小さな山は大動脈弁閉鎖を示すノッチと言い，ノッチがない場合は，循環血液量の不足や末梢血管抵抗が低いことを示している。また，循環血液量が減少している場合，波形が呼吸性に変動しやすくなるため注意が必要である。

〈留意点〉

① Aラインのトランデューサは右心房の高さに合わせ大気圧校正（ゼロ校正）する。トランデューサの位置が右心房より高いと動脈圧は低く，右心房より低いと動脈圧は高く示される。

② トランデューサ回路内に大きな気泡があると波形が正しく表示されないことや，気泡が動脈内に入る危険性があるため，十分なAir抜きを行うことが重要である。

③ 留置針が血管壁に当たると圧波形幅が小さくなり消えるため，留置針固定の際には波形を確認しながら行うことが重要である。

● 肺動脈カテーテル（スワンガンツカテーテル）

　肺動脈カテーテル（PAC）は，内頸静脈や大腿静脈から肺動脈まで挿入することにより肺動脈圧（PAP）のモニタリングが可能である。また，右心房や右心室

表2 肺動脈カテーテルモニタリング数値の基準や影響因子

		基準値	影響因子	
肺動脈圧	収縮期圧	15〜25mmHg	肺血管抵抗	左心機能
	拡張期圧	8〜15mmHg	循環血液量	心拍出量
	平均圧	10〜20mmHg		
肺動脈楔入圧		6〜12mmHg	循環血液量	左心機能
右室圧	収縮期圧	15〜25mmHg	肺血管抵抗	心拍出量
	拡張期圧	0〜8mmHg	循環血液量	

讃岐美智義編著：ナースのための手術室モニタリング攻略ガイド，P.39，メディカ出版，2011.より引用，一部改変

に挿入することで右心系圧，肺動脈末梢でバルーンを膨らませることで肺動脈楔入圧（PCWP）が測定できる。加えて，心拍出量（CO）や心係数（CI），混合静脈血酸素飽和度（SvO_2）などのモニタリングも行える。PAPは循環血液量や肺血管抵抗を評価でき，PCWPは左房圧を反映している。

PACから測定できるモニタリング数値の基準や影響因子を**表2**に示す。

● 循環血液量の把握
● 体液量と循環血液量

体内の全体液量は体重の60％であり，うち細胞内液が40％，細胞外液は20％（間質液15％，血漿5％）である。手術を受ける患者は，術前の絶飲食や術野からの体液喪失・出血，炎症などの影響で体内水分量の喪失が起こる。

また，全身の循環血液量は全体重の7〜8％と言われており，全身循環血液量は，体重×70mL/kgで概算することができる。例えば，体重60kgの全身循環血液量は約4,200mLとなる。

● 循環血液量を把握する意味

全身に必要な血液量を保つ目的は，第2章 術前の評価「循環器の評価」（P.28）でも触れたように，全身に十分な酸素を送ることや各臓器が正常に機能する血圧を維持することにある。そのため，十分な循環血液量が維持できないことは，脳や腎臓・肝臓など主要臓器の機能が破綻することにもつながりかねない。

そのため，全身の循環血液量を理解した上で，手術進行に伴う出血や生体情報モニターの情報を合わせ，患者の全身状態を把握する必要がある。

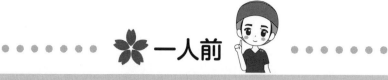

Aライン,スワンガンツカテーテルの異常,循環血液量の評価方法

◯ 観血的動脈圧モニターの異常値

動脈圧の変化を知ることで患者の循環動態を把握し,その原因をアセスメントすることができる。**表3**に動脈圧が変動する原因の一例を挙げる。

また,**図2～4**に観血的動脈圧モニターの異常波形を挙げる。

◯ 呼吸性変動（図2）

呼吸性に圧波形が変化している状態であり,循環血液量が減少していることを示している。出血量や輸液量,尿量などを再度把握し,麻酔科医師に報告する。

◯ 表3 患者・手術・麻酔による動脈圧変動の要因（一例）

		要因
動脈圧上昇	患者要因	・高血圧既往　　・不安や緊張
	手術要因	・手術操作による刺激　　・血管遮断 ・CO_2による気腹　　・ターニケットの使用 ・砕石位ポジショニング時の下肢挙上
	麻酔要因	・気管挿管操作による刺激 ・鎮静不十分　　・鎮痛不十分
	その他の要因	・頭低位
動脈圧低下	患者要因	・脱水
	手術要因	・出血　　・手術操作による迷走神経反射 ・ターニケット解除　　・砕石位ポジショニング解除時
	麻酔要因	・鎮痛薬・鎮静薬などの麻酔による循環抑制 ・過剰な鎮静や鎮痛　　・アナフィラキシーショック
	その他の要因	・肺塞栓血栓症　　・頭高位

◯ 図2 圧波形の呼吸性変動

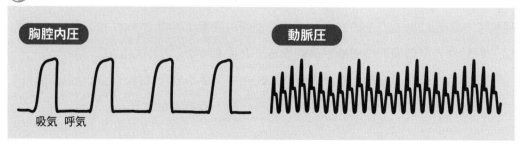

● 動脈圧波形のにぶり（なまり）（図3）

　トランデューサ回路内に大きな空気が混入したり，留置針に血栓があったり動脈壁に当たっていたりすると，動脈圧波形がにぶる（いわゆる「なまり」）。それ以外にも，循環血液量の低下や末梢血管抵抗の低下なども考えられるため，なまりが生じた場合は直ちに原因究明を行うと共に，非観血的血圧測定もしくは触診による動脈圧確認を行う必要がある。

● 動脈圧波形の尖り（図4）

　トランデューサ回路内に小さな空気がある場合，最上部の先端が尖った波形を示すため，回路内の空気の確認とAir抜きが必要である。

● 肺動脈カテーテルモニターの異常

　PAPやPCWPが基準値より低値の場合は循環血液量の減少が考えられ，PCWPが高値の場合は循環血液量過剰などが考えられる。また，PACから得られたCIとPCWPの数値をフォレスター分類に当てはめることで血行動態の指標とすることができる（**表4**）。CIが2.2L/min/m²以下かつPCWPが18mmHg以下では末梢循環不全の状態であり，輸液負荷や強心薬の投与などが必要である。それぞれの数

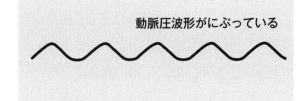

図3 動脈圧波形のにぶり（なまり）

動脈圧波形がにぶっている

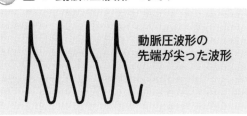

図4 動脈圧波形の尖り

動脈圧波形の先端が尖った波形

表4 フォレスター分類とそれぞれの対応

	PCWP＜18mmHg	PCWP＞18mmHg
CI＞2.2L/min/m²	I 心不全なし	II 肺うっ血 前負荷を減らすために 血圧が利尿薬 血管拡張薬
CI＜2.2L/min/m²	III 末梢循環不全 前負荷増加・心収縮増強のために 輸液負荷　強心薬 ペーシング	IV うっ血および末梢循環不全 強心薬 血管拡張薬

Jan M. Headley, et al.：Invasive hemodynamic monitoring：physiological principles and clinical applications, Edwards Lifesciences, 2002.

表5 ショックインデックス

ショックインデックス（SI）	出血量（目安）
1.0	1.0L
1.5	1.5L
2.5	2.0L

草柳かほる他編著：手術室看護—術前術後をつなげる術中看護—，P.115，医歯薬出版，2011.

値や波形から，異常の原因が病態や手術による影響なのか，機器やカテーテルの異常なのかを見極める必要がある。

● 循環血液量の評価方法

循環血液量は個人により異なることは前述したが，例えば500mLの出血であっても個々の患者により全身循環血液量に対する喪失割合が異なるため，患者への影響を個別に考える必要がある。循環血液量の15～30％の出血では収縮期血圧は正常である場合が多いが，30～40％になると収縮期血圧は低下し代償性に心拍数が増加する。また，尿産生も低下（<0.25mL/kg/hr）する[3]。このように出血量が多く，血圧低下の代償として心拍が増加している値を計算し出血性ショックの程度を把握することができる（ショックインデックス：SI＝心拍数/収縮期血圧）**（表5）**。

手術室看護師は，手術進行や状況に合わせ，出血量を細かに把握すると共に，生体情報モニターからの血圧・心拍情報や患者の皮膚に触れて末梢循環の状態を観察することでも全身の循環動態の変動を知ることができる。加えて，上記にあるように，患者個々の循環血液量や喪失割合をアセスメントすることで，術中輸液の選択（細胞外液補充液や膠質輸液）や輸血準備などを考え看護を行う必要がある（輸液・輸血については第3章 術中の麻酔看護〜患者管理「輸液管理」〈P.68〉，「輸血の基礎知識」〈P.76〉参照）。

引用・参考文献

1）鈴木利保：患者モニター 手術医療の実践ガイドライン（改訂版），日本手術医学会誌，Vol.34，Suppl，P.S32，2013.
2）矢റ邦夫監訳：血管内留置カテーテル由来感染の予防のためのCDCガイドライン2011，P.12〜13，メディコン，2011.
　http://www.info-cdcwatch.jp/views/pdf/CDC_guideline2011.pdf（2019年5月閲覧）
3）日本麻酔科学会・周術期管理チーム委員会編：周術期管理チームテキスト 第3版，P.268，P.727〜733，日本麻酔科学会，2016.
4）国沢卓之：術中モニターの適応と選択，日本臨床麻酔科学会誌，Vol.29，No.2，P.143〜151，2009.
5）讃岐美智義編著：ナースのための手術室モニタリング攻略ガイド，P.39，メディカ出版，2011.
6）Jan M. Headley, et al.：Invasive hemodynamic monitoring：physiological principles and clinical applications, Edwards Lifesciences, 2002.
7）草柳かほる他編著：手術室看護—術前術後をつなげる術中看護—，P.115，医歯薬出版，2011.
8）弓削孟文監修，古家仁他編：標準麻酔科学 第6版，医学書院，2011.
9）讃岐美智義編著：決定版！オペナースのための手術室モニタリング，メディカ出版，2016.

3 体温管理

藤原亮介

初心者／新人

『手術看護業務基準』では，「手術患者は，麻酔，手術，環境などにより体温が変動しやすい。そのために，手術室看護師は，体温に関する情報をアセスメントする，加温装置を安全かつ適切に使用する，体温管理のための環境を整える，適切な体温測定器具を使用するなど，患者が正常体温で周術期を経過できるように，当該医師・麻酔科医師などと連携しながら体温管理を実施しなければならない」[1]と明記されている。ここでは，麻酔下における体温低下の基礎知識や，低体温・シバリングによる身体への影響，それらを予防する対策を述べる。

術中の体温管理の基本

● 体温調節機構

体温調節機構には行動性体温調節と自律性体温調節がある。

● 行動性体温調節

暑いと服を脱ぎ，冷たいものを食べる。寒いと服を重ね着し，ストーブを使用するなど，大脳皮質からの指令や発汗などを契機とする行動による体温保持である[2]。

● 自律性体温調節

高体温になると血管拡張と発汗などにより熱を放出しやすくし，低体温では血管収縮により熱を体の中心部や重要臓器に集中させる体温保持機構である[2]。

ヒトの体温は，体温調節中枢である視床下部で37.0℃±0.2℃となるように維持されている。体の中枢温が37℃，皮膚表面温は30℃前後で維持されている。日常生活では両方の体温調節機構により体温がコントロールされている。

全身麻酔下では，前述した行動性体温調節が消失し，自律性体温調節が抑制されるため，環境温度による影響を受けやすくなる。麻酔中の熱の喪失方式を**図1**に示す[3]。さらに，年齢や体格，麻酔や術式・手術体位など，さまざまな要因によって術中体温は変動する。特に新生児や乳児は体温調節機構が未熟であり，また，高齢

図1 体温喪失のメカニズム

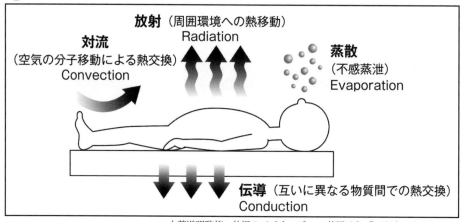

山蔭道明監修：体温のバイオロジー ―体温はなぜ37℃なのか，P.146，メディカル・サイエンス・インターナショナル，2005．

表1 体温測定が可能な部位とその特徴

モニター部位	測定方法	測定	影響因子	特徴
血液温	肺動脈カテーテルを挿入 大動脈血液温を反映	連続	なし	侵襲が大きい 症例が限定される
食道温	食道内に温度計を挿入 大動脈温を反映	連続	開胸手術で室温	食道穿孔に注意 食道静脈瘤は禁忌
口腔温	口腔内に温度計を挿入	連続	唾液が多い 開口状態で室温	末梢温である
膀胱温	温度計付き膀胱カテーテルを挿入 腹部臓器の温度を反映	連続	尿量が少ない 開腹手術で室温	カテーテルに付随するので追加で侵襲がない
直腸温	直腸内に温度計を挿入 腹部臓器の温度を反映	連続	便の付着 開腹手術で室温	直腸穿孔に注意 体温変化の反応が遅い
鼓膜温	非接触式の温度計を耳孔内に挿入 内頸動脈温を反映	連続or単回	耳垢が多い	鼓膜穿孔に注意 体動によってずれやすい
前額深部温	前額部に専用の温度計を貼付	連続	室温	BIS，INBOSなどのモニターと貼付部位が重複する
	前額部に非接触式の温度計を当てる	単回		
腋窩温	腋窩に温度計を挿入	連続or単回	発汗がある	末梢温である

村島浩二：ナーシングケアQ＆A，Vol.15，P.131，2007．，草柳かほる，久保田由美子，峯川美弥子編著：手術室看護 術前術後をつなげる術中看護，第1版，P.31，医歯薬出版，2011．を参考に筆者作成

者は体温調節機能と熱産生が低下している傾向にあり，体温が変動しやすい。なお，体温測定の際は，術式や手術部位に応じた体温測定器具を用いることが重要である[3]（表1）。

● 閾値間領域

覚醒時，発汗も血管収縮も起こらない閾値間領域は，0.2～0.4℃と非常に狭い範

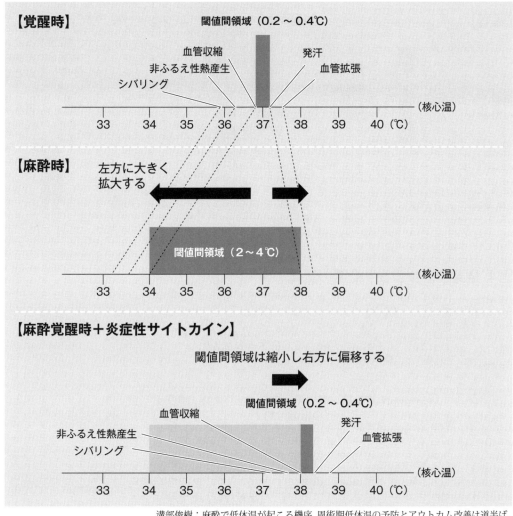

図2 体温調節反応とその閾値温度の変化

溝部俊樹：麻酔で低体温が起こる機序 周術期低体温の予防とアウトカム改善は道半ば，LiSA, Vol.19, No.1, P.3, 2012.より引用，改変

囲で維持されているが，全身麻酔により2〜4℃と閾値間領域が極端に広くなる[4]（図2）。閾値温度の上方偏移（高い方への移動）はわずかであるが，温度調節性血管収縮閾値温度の下方偏移（低い方への移動）は非常に大きい。また，手術侵襲による炎症性サイトカインの放出により，閾値間領域が右方（体温の高い方）へ移動する。術中体温が移動した閾値温度より低くなれば，麻酔深度が浅くなるにつれて，熱産生反応として血管収縮反応やふるえ性熱産生（シバリング）が生じる。

再分布性低体温

　全身麻酔に用いられる薬剤により，末梢血管が拡張する。それにより中枢から末梢組織へ熱が移動（再分布）し，37℃前後に保たれていた中枢温は急激に低下する。熱容量はそれほど変化しないにもかかわらず，中枢温の急激な低下を再分布性低体

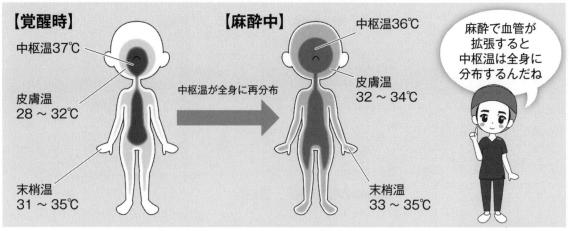

Sessler DI. Perioperative heat balance. Anesthesiology. 2000；92（2）：578-596.を参考に筆者作成

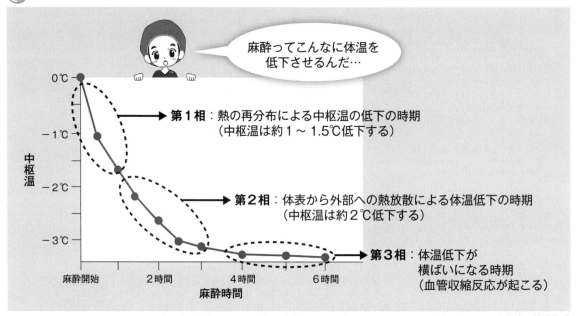

Sessler DI. Perioperative heat balance. Anesthesiology. 2000；92（2）：578-596.を参考に筆者作成

温と呼んでいる。麻酔による術中の体温は3相に分かれて低下する[2,3]（**図3, 4**）。

●第1相

熱の再分布による中枢温の低下の時期。麻酔導入後約1時間の時期であり、中枢温は約1～1.5℃低下する。

●第2相

体表から外部への熱放散による体温低下の時期。麻酔導入後約2～3時間の時期であり、中枢温は約2℃低下する。

● 第3相
体温低下が横ばいになる時期。体温低下と共に血管収縮反応が起こり，皮膚からの熱の喪失は減る。

● 神経ブロックによる体温低下
神経ブロック（脊椎くも膜下麻酔，硬膜外麻酔，各部位の神経ブロック）により交感神経が遮断された領域では血管拡張が生じており，この領域では体温の再分布が生じている。よって，神経ブロック下での手術であってもシバリングは起こり得るものであり，対策が必要となる。

● シバリングと低体温の影響
周術期における低体温は人体にさまざまな影響を及ぼすことが知られている[5]。

● 循環器系
・中枢神経や薬物代謝の抑制による麻酔覚醒遅延
・心機能の低下による心拍出量の低下や血圧低下
・交感神経緊張による頻脈や致死性不整脈の出現
・血圧上昇や心負荷の増加による心臓合併症の増加
・血小板や凝固因子機能低下による出血量・輸血量の有意な増加

● 呼吸器系
・シバリングによる酸素消費量の増加，呼吸筋のシバリングへの導引による一回換気量の低下，分時換気量の低下。結果として低酸素血症の発症
・異物（微生物含む）に対する防御反応低下による術後呼吸器感染症の増加

● 免疫系
・免疫機能の低下による術後創感染（SSI）の増加

シバリングがひとたび発生すると，循環・呼吸・免疫系など人体にさまざまな影響を及ぼす。現在，周術期における患者の予後改善のためのさまざまなガイドラインが発表されており，その項目の中に周術期の体温管理が取り入れられるようになった。近年，術後回復能力強化プログラム（enhanced recovery after surgery：ERAS）の中でも，術中管理の項目の一つとして，体温管理が挙げられている。ここではシバリング発生時における薬物療法や低体温の予防法について述べる。

シバリング発生時における薬物療法

- 塩酸ペチジン0.5mg（0.4〜0.5mg/kg）の静脈内投与：シバリング治療に対するエビデンスあり[6]。
- 硫酸マグネシウム30mg/kgもしくは硫酸マグネシウム含有輸液：セットポイントを低下させる。
  * 非脱分極性筋弛緩剤の作用遷延と刺激伝導系への抑制作用に注意が必要。
- NSAIDs，アセトアミノフェンの投与：炎症性サイトカインを抑制する。
- 塩酸デクスメデトミジン（α$_2$作動性鎮静薬）：シバリングの閾値を下げながら中程度の鎮静状態をつくり出す。
- 塩酸トラマドール（弱オピオイド）：抗シバリング作用が強いとされている。

低体温予防

前項ではシバリングの治療薬について述べたが，まずはシバリングを起こさないよう，エビデンスに基づいた予防策を実践することが重要である。

● プレウォーミング

術前加温（プレウォーミング）とは，「身体のトータル熱量を増加させるために，手術前に熱量を与えておくこと」と定義されている。現在，さまざまな術式においてプレウォーミングの効果が提唱されている。術前より加温することで末梢の温度を上昇させ，核心温との温度差を縮めることができる。プレウォーミングの効果は継続時間に依存し，その時間が長いとより多くの熱を末梢に与えることができる。そのため，核心温との温度差が縮まり麻酔導入後の再分布による低体温が起こりにくいとされている[7]。

● 加温方法

● 輸液の加温

保温庫で加温した輸液（約40℃）を用いる。また，各社から販売されている各種加温装置を用いた輸液の加温を実施する。

● 室温の調整

手術室内は室温22〜26℃，湿度50〜55％に設定しなければならない。しかし，患者の年齢や症例を考慮し，手術室入室前と手術終了前には室温は26〜28℃程度で調整する。手術用覆布が完全にかけられたことを確認した上で，術者にとっての

適温に調整することが望ましい。また、臓器移植や心臓血管外科手術などでは急速な低温化が求められる手術もあり、至適温度に保つことが難しい場合もある。

● その他の加温方法

温風式加温装置や温水循環式マット、または各社より販売されているカーボンファイバー式加温装置や高吸湿発熱繊維、アルミニウムを使用した保湿材料を使用することでより効果的な体温管理を実践することができる。

基本的なことではあるが不必要な露出を避け、タオルケットなどで患者の肌を覆い、保温に努めることが重要である。また、手術室出棟時には上着を着てもらうなど患者に「寒い」と感じさせないよう努めることが必要である。そのためには術前訪問や術前外来時のオリエンテーションで患者の理解を得ること、病棟看護師と連携し、術前よりプレウォーミングを実施するなど周術期の継続した看護による体温管理が必要である。

なお、加温装置は使用前に点検した上で、安全かつ適切に使用する。これらの装置は正常に作動しないと効果的な体温管理が実践できないどころか、予期せぬ体動やローテーションなどにより送風用ホースの外れなどで熱傷を引き起こす。接続時だけではなく術中も定期的に観察を行うことが望ましい。

● アミノ酸輸液

麻酔導入後のアミノ酸輸液が代謝性熱生産を促すことで、術中低体温の程度を減少させることが知られている。さらに、アミノ酸輸液は術後のシバリングの低減にも効果があると言われている。しかし、アミノ酸製剤は浸透圧が高いため、大量急速投与を行うと静脈炎が生じる可能性があるほか、悪心・嘔吐を誘発し、電解質バランスを崩す可能性があるため、注意が必要である[8]。近年ではERASの普及により、術前の経口補液への注目が高まっている。

異常体温

周術期の体温管理では、低体温だけではなく、過剰な加温や体温調節機構が未熟な小児で起こりやすいうつ熱、致死的な疾患である悪性高熱症を見逃さずに観察することも必要である。

● 悪性高熱症

悪性高熱症（malignant hyperthermia：MH）は、10万人に1～2人の頻度で

表2 悪性高熱症の素因者

- 手術歴・家族の手術歴の中で，原因不明の高熱，筋硬直，赤褐色尿，術後の筋痛などの症状がある。
- 運動誘発性横紋筋融解症，労作性熱中症の既往がある。
- 高CK血症がある。
- 成育歴で運動発達（歩行開始など）の遅れ，筋力低下，高口蓋，側弯，眼瞼下垂，関節拘縮など先天性ミオパチーを疑う所見がある。

日本麻酔科学会安全委員会悪性高熱症WG作成：悪性高熱症患者の管理に関するガイドライン2016，日本麻酔科学会，2016.を参考に筆者作成

表3 悪性高熱症の診断基準

体温基準
・麻酔中の38.8℃以上の体温　・麻酔中0.5℃/15分の体温上昇かつ38℃以上
その他の症状
・原因不明のEtCO$_2$の増加（55mmHg以上）　・原因不明の頻脈 ・筋硬直（開口障害を含む）　　　　　　　・不整脈 ・高度な呼吸性・代謝性アシドーシス（BE−8.0以下） ・赤褐色のミオグロビン尿　　　　　　　　・血清K上昇によるテント状T波 ・乳酸，CKなどの上昇
分時換気量を増加させても上昇するEtCO$_2$，原因不明の頻脈，高二酸化炭素血症，高体温，筋硬直があればダントロレン投与の適応である。

日本麻酔科学会安全委員会悪性高熱症WG作成：悪性高熱症患者の管理に関するガイドライン2016，日本麻酔科学会，2016.を参考に筆者作成

発生し，男女比は3対1で男性に多い。本疾患は遺伝性骨格筋疾患であることにより，潜在的な素因者は相当数あると推察されている（**表2**）。

● 症状

悪性高熱症の診断基準を**表3**に示す。

● 誘発薬剤

イソフルラン，セボフルラン，デスフルランなどすべての揮発性吸入麻酔薬が誘発薬となる。したがって，吸入麻酔薬を使用する全身麻酔症例では悪性高熱症の発症を念頭に置いておく必要がある。

また，脱分極性筋弛緩薬である塩化スキサメトニウムも誘発薬となる。これらの薬剤は筋小胞体からのCa放出を亢進させる。素因者は筋小胞体からのCa放出速度が異常に亢進しており，筋小胞体へのCa取り込み速度を超えるため，細胞内のCa濃度が制御できないほど異常に高くなることが知られている。

● 治療薬

ダントロレンナトリウム（20mg/瓶）を注射用水60mLで振盪溶解し，少なくと

も1.0mg/kgを15分程度で投与する（ガイドラインでは2.0mg/kgを15分程度で投与することを推奨としている[9]）。過換気に反応してEtCO$_2$が低下し，筋硬直が改善し，心拍数が低下するまで適宜繰り返し投与する（最大量7.0mg/kg）。

● 安全な麻酔計画のためのポイント

- 手術歴，家族歴の聴取：術前オリエンテーション時，術中・術後の高体温，筋硬直，赤褐色尿など悪性高熱症を疑う症状や熱中症，運動誘発性横紋筋融解症の既往などについて十分に問診する。
- 安全な麻酔薬の選択：麻酔方法の選択（局所麻酔や区域麻酔，神経ブロックなど），全静脈麻酔（TIVA）の選択を主治医，麻酔科医師と相談しておく。
- ダントロレンナトリウム，溶解用蒸留水の準備：患者の体重に合わせた初回投与量の必要量を準備しておく。
- 麻酔器の準備：麻酔器に残留している揮発性吸入麻酔薬を投与しないよう，二酸化炭素吸収材，麻酔回路やバッグを新しいものに交換する。
- 術中モニタリング：全身麻酔導入直後より深部体温・EtCO$_2$の持続的なモニタリングは必須。
- 人員の確保：悪性高熱症高リスクの患者の場合，発症時に麻酔科医師，看護師の人員が確保できるようあらかじめ調整しておく。執刀医師には手術を終了するよう要請し，手術チーム全体で対処することが必要。
- 冷却の準備：冷却した生理食塩水や頸部や腋窩，鼠径部を冷却するための冷却枕などを準備しておく。

引用・参考文献
1) 日本手術看護学会監修，日本手術看護学会手術看護基準・手順委員会編：手術看護業務基準，P.28，日本手術看護学会，2017.
2) 日本麻酔科学会・周術期管理チーム委員会編：周術期管理チームテキスト 第3版，P.324～326，日本麻酔科学会，2016.
3) 前掲1），P.30, 32, 34.
4) 溝部俊樹：麻酔で低体温が起こる機序 周術期低体温の予防とアウトカム改善は道半ば，LiSA, Vol.19, No.1, P.2～3, 2012.
5) 永島計，時澤健，内田有希：呼吸循環への低体温の影響 体温の低下に対して変化は一様ではない，医療の介入や薬物による反応の増強に注意，LiSA, Vol.19, No.1, P.14～17, 2012.
6) 日本麻酔科学会：麻酔薬および麻酔関連薬使用ガイドライン 第3版第4訂，2018.
7) 金田徹：周術期体温管理の理由とその方法―いつ温めるの？麻酔導入前でしょう！，VOICE, Vol.4, 2015.
8) 藤野寛子，横山武志：輸液の効果，適応，工夫 冷たい輸液や輸血は低体温の原因になる，積極的な加温・保温とアミノ酸輸液で予防を，LiSA, Vol.19, No.1, P.36～42, 2012.
9) 日本麻酔科学会安全委員会悪性高熱症WG作成：悪性高熱症患者の管理に関するガイドライン2016, 日本麻酔科学会，2016.
10) 山蔭道明監修：体温のバイオロジー ―体温はなぜ37℃なのか，P.146, メディカル・サイエンス・インターナショナル，2005.
11) 村島浩二：ナーシングケアQ&A, Vol.15, P.131, 2007.
12) 草柳かほる，久保田由美子，峯川美弥子編著：手術室看護 術前術後をつなげる術中看護，第1版，P.31, 医歯薬出版，2011.
13) Sessler DI. Perioperative heat balance. Anesthesiology. 2000；92（2）：578-596.
14) 弓削孟文監修，古家仁他編：標準麻酔科学 第6版，医学書院，2011.

4 輸液管理

岩瀬文恵, 川崎恵理子

初心者／新人

輸液療法の目的

輸液療法の主たる目的は，水分と電解質の適切な補給と循環血液量の維持である。術前は，絶飲食，浣腸などの術前処置により脱水傾向となる。術中には，麻酔薬が末梢血管拡張作用を持つため，相対的な血管内容量不足になり血圧が低下する。また，手術操作に伴う大量出血は，絶対的な血管内容量不足になる可能性があり血圧が低下しやすい状況となる。輸液の目的は，適切な循環動態を維持することで末梢組織への適切な酸素供給を行うことである。

輸液製剤の種類

術中に使用する輸液製剤には，水分に電解質や糖質を加えpHを調整した晶質液と，出血などによる細胞外液の急速な不足を補い血管内容量の維持・補給を主な目的とする膠質液がある（**図1**）。

● 晶質液と膠質液

晶質液には，生理食塩水，乳酸リンゲル液があり，時間の経過と共に血管外（細胞間質）に移動するため，血漿量を増加させる効果は小さい。

膠質液は，長時間血管内にとどまるため血漿量が長時間増加する。膠質液の血漿増量効果は晶質液の約4倍とされる（**表1**）。

● 図1 輸液の種類

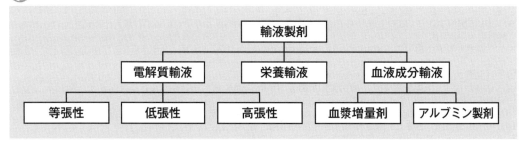

表1 主な輸液製剤の種類と特徴

輸液種類	商品名	特徴
生理食塩水		NaとClイオンのみを含んだ等張輸液製剤 透析患者などでKを含まない輸液が必要な場合に使用する
3号液（維持液）	ソルデム3A ソリタT3	低張性電解質液，Kを多めに含むので細胞内にも分布しやすい 1日3〜4本つなげば必要な水分，電解質を補充できる 低Naに注意
乳酸リンゲル液	ラクテック ソルラクト	細胞外液に近い電解質組成を持っているため，細胞外液の補充に使用する 肝機能障害があると，乳酸が代謝されずに蓄積される
酢酸リンゲル液	フィジオ140 ヴィーンD・F ソルアセトF	酢酸は肝臓だけでなく筋肉など全身で代謝されるため，肝機能障害があっても使用しやすい
重炭酸リンゲル液	ビアネイト ビカーボン	重炭酸が直接アルカリ化剤として作用する 速やかな代謝性アシドーシスの補正効果が期待できる
ブドウ糖注射液	5％テルモ糖注	ブドウ糖が含有されている輸液 点滴静注する場合の速度は，ブドウ糖として0.5g/kg/hr以下とする
人工膠質液	サリンヘス ヘスパンダー ボルベン	出血に伴う循環血液量減少の補充に用いる 分子が大きく，より長く血管内にとどまるため血漿増加効果がある サリンヘスとヘスパンダーは投与量が1Lと制限されている 大量投与により凝固障害を起こし出血傾向，急性腎不全を発症するため注意が必要

輸液量の目安（術中輸液量）

手術中の輸液の組み方は医師によってバリエーションがあり，どれが望ましいとはなかなか言えない。身体を正常に維持するためには，侵襲がなくとも必要とする水分量がある。手術前は絶飲食で脱水状態となっていることが多く，前日からの欠乏量と術中の維持輸液が必要である。維持量の計算には4-2-1ルール（**表2**）が用いられる。従来，教科書的には4-2-1ルールが推奨されてきたが，最近は新しい輸液療法としての目標志向型輸液が注目されている。詳細は**一人前**で述べる。

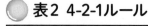

表2　4-2-1ルール

4 mL/kg/hr	0～10kg
2 mL/kg/hr	11～20kg
1 mL/kg/hr	21kg以上

例えば，体重が60kgの人は（10kg×4mL＋10kg×2mL＋40kg×1mL）＝100mL/hr

また，術中輸液量は次の式で見積もることができる。

> 術中輸液量＝術前脱水＋非機能相＋維持量（不感蒸泄・尿量維持）＋喪失量

術前脱水：1.5～2 mL/kg/hr
非機能相：開腹手術：10～20 mL/kg
　　　　　開胸・四肢：5～10 mL/kg
　　　　　顔面：5 mL/kg以下
　　　　　頭蓋内：なし
維持量：不感蒸泄：開腹手術100～200 mL/kg
　　　　　　　　　開胸50～100 mL/kg
　　　　　　　　　四肢・顔面・頭部0～50 mL/kg
　　　　尿量維持：1 mL/kg/hr
喪失量：出血や腹水，腫瘍内容液などを指す

そのほか，CVE（compensatory intravascular volume expansion）の麻酔による血管拡張に伴う血管内容量変動を考慮して輸液を投与する。麻酔は血管を拡張し血管容量を増加させるため，その代償として輸液が必要である。麻酔導入時には比較的大量の輸液が必要であるが，術後は麻酔の影響がなくなるため，多くの輸液は投与しない。麻酔開始30分～1時間は10mL/kg/hr前後の速度で細胞外液類似液を投与する[1]。

表3 出血性ショックの重症度分類とSI

	Class I	Class II	Class III	Class IV
Shock Index	0.5（正常）	1.0	1.5	2.0
推定出血量（mL）	750未満	750〜1,500	1,500〜2,000	2,000以上
心拍数（回/分）	100未満	100〜120	120〜140	140以上
収縮期血圧	正常（不変） 150未満※	正常（不変） 100〜120※	低下 80〜93※	低下 70※
症状・所見	なし 軽度の不安	頻脈，蒼白 冷汗	呼吸促拍 乏尿	意識障害 無尿

※はSIを基にした参考値

アメリカ外科学会分類より引用，一部改変

輸液管理のためのモニタリング

　輸液製剤の選択や輸液量の調整などの管理は，主に麻酔科医が行う。循環血液量の評価の指標として血圧，心拍数，中心静脈圧，尿量と併せて用いられ，輸液管理が行われている。（循環血液量評価の指標は**一人前**で示す）

　出血量は，循環血液量に影響を与える術中の大きな因子である。急激な全身の循環障害を基盤として重要臓器，細胞の機能維持が困難となった症候群をショックと言い，中でも外傷や手術などで生じる大量出血により循環血液量が低下した状態を出血性ショックと言う[2]。出血性ショックの初期評価にShock Index（SI）を使用する。SIは，心拍数/収縮期血圧[3]で算出できる。出血性ショックの場合，初期の段階では心拍数と心筋収縮力は増加し，末梢血管が収縮することで収縮期血圧は維持される。そのため，ショック状態を見落とすことにもつながるが，SIを用いることでショックをいち早く認知できる（**表3**）。

　出血量を細胞外補充液のみで維持するには，出血量の3〜4倍の輸液が必要である。

　循環血液量が減少すると，末梢循環が阻害され，代謝性アシドーシスに傾くことが多い。

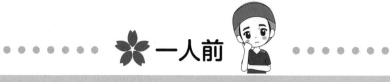

輸液チャレンジ

　初心者／新人の項で述べたように，循環血液量の指標とするものはあるが，患者の状況に合わせた血漿量をリアルタイムに測定できる輸液モニターは存在しない。血圧が低下している患者に輸液を急速投与し，輸液の反応性をみる方法を「輸液チャレンジ」という。血圧が上昇すれば，循環血液量が不足していたと判断される。血圧が上昇しなければほかの原因が考えられる。手術中は麻酔薬や手術刺激などで血圧が変動することが多いため，この輸液チャレンジは状態が落ち着いていれば血圧低下の原因検索などに有効である[4]。

目標志向型輸液

　これまでの術中輸液は，血圧や尿量などを指標として，血管外の間質への移行を考慮し，晶質液を投与していた。しかし，この方法は過剰輸液となりがちで，縫合不全，消化管蠕動運動の低下，呼吸不全などの合併症を来す可能性が指摘されていた。近年は，術後の早期機能回復を目的とした目標指向型術中輸液（goal-directed therapy：GDT）という概念が提唱・実践されている。GDTとは①輸液量を制限して必要な量のみを投与する「制限的輸液」と②循環指標としてのゴールを定め，ゴールを満たさない時には膠質液の急速負荷を行う「輸液最適化」とを併せた輸液管理戦略である。GDTは，過剰輸液による合併症を減少させ，在院日数の短縮に寄与し，重症患者の死亡率も減少させる[5]。

　ゴールを定めるのに必要なのが"モニタリング"である。血漿量をモニタリングできるものは存在しないので，血圧，脈拍，尿量，一回拍出量変化（SVV）などの客観的データを総合的に判断することで，ゴールが見え向かっていけるようになる。

1 麻酔導入時には循環動態が安定する程度に輸液を負荷する。

　日本麻酔科学会の『術前絶飲食ガイドライン』では入室2時間前までの水分の経口摂取が推奨されている[6]。入室時に過度の脱水状態に陥っていないため，麻酔導入直後に低血圧を呈して急速に輸液を投与することが少なくなり，GDTを行いやすくしている。

2 設定したゴールを満たすように晶質液を投与する。投与量はサードスペースを除

図2 GDTの実際

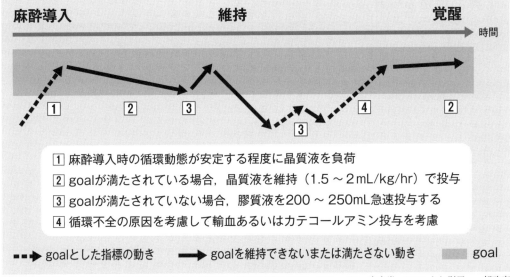

外して算出された維持量（1.5～2 mL/kg/hr）である。術式の低侵襲化により出血量や不感蒸泄が減少したこと，レミフェンタニル（アルチバ®）により安定した循環動態が得られるようになったことも，過剰輸液を行わずに済む要因である。

注）以前は手術侵襲により生じる「細胞内でもない」「血管内でもない」スペースをサードスペースと呼んでいた。しかし，最近では「サードスペース」といわれる空間は解剖学的には存在しないと考えられている。

③ゴールを満たさない場合には，循環動態の反応を見ながら膠質液200～250mLを急速に負荷してゴールに近づける。

④それでもゴールを維持できない場合は，循環動態の原因を十分に考慮して輸血やカテコールアミンの投与が開始される。

膠質液はいつ使用するべきか？

循環血液量が減少している場合

術中の循環動態が落ち着いていれば，基本的にはリンゲル液中心の輸液管理が妥当と考えられている。循環血液量が減少している場合に膠質液が投与される。循環血液量減少時にリンゲル液のみで循環血液量を維持しようとすると間質の浮腫を助長することになり，術後の回復を遅延させる場合がある。そこで膠質液の投与によって輸液量を最低限に抑えつつ循環動態を維持するのが理想的である。

表4 循環血液量減少を示唆する所見

モニタリング項目	循環血液量低下を示唆する所見
血圧	血圧低下傾向の持続
脈拍	頻脈
尿量	0.5mL/kg/hr以下
一回拍出量変化（SVV）	13〜15％以上
脳波変動指標（PVI）	10〜14％以上
観血的動脈圧波形	拡張期が平坦化，収縮期波形が尖る。呼吸性変動が大きくなる。
中心静脈圧（CVP）	循環血液量を直接知る指標。心機能による変動が大きいことに注意が必要。心不全や肺うっ血を有する場合は高値になる場合が多い。測定に侵襲を伴う。

循環血液量の指標

　循環血液量の指標として，血圧，脈拍，中心静脈圧，尿量が用いられてきたことは**初心者／新人**の項で述べた。近年では，新しい循環血液量の指標としてさまざまなモニタリングが行われるようになってきた。一回拍出量変化（stroke volume variation：SVV）は観血的動脈圧ラインの一種であるフロートラックセンサー®（エドワーズライフサイエンス）を用いることでモニタリングが可能となった。循環血液量が減少すると，人工呼吸下の吸気時に静脈還流量が減少し，呼気時に増加するため一回拍出量が大きく変動することが知られており，これを呼吸性変動という。SVVは呼吸性変動の変化率を数値化した指標である（**表4**）。フロートラックセンサーは低侵襲で適応範囲が広く，連続的な循環動態のモニタリングが可能である[7]。

　また，通常の観血的動脈圧波形でも循環血液量低下を示唆する所見があるため，注意深く観察してほしい。

膠質液の欠点

　膠質液の欠点として腎機能および血液凝固系への悪影響，アナフィラキシーのリスクが知られている。現在第3世代のHES製剤であるボルベン輸液6％が我が国でも使用可能になった。第2世代HES製剤であるヘスパンダーよりも高用量である50mL/kgの投与が可能になった。ただし，腎不全患者への投与は禁忌になっている。

糖分負荷によるタンパク節約効果

　手術侵襲時には，エネルギー源であるブドウ糖を生成するために筋タンパク質の分解（タンパク異化）が亢進する。その結果，骨格筋が消耗するため術後の回復が遅れる。これに対し，ブドウ糖やアミノ酸を体外から投与すると筋タンパク質の分解を抑制することができる。これをタンパク節約効果と言う。

　輸液によりブドウ糖やアミノ酸を補給すると筋タンパク質の分解が抑制され，術後の回復が早まる。術中のタンパク異化を防ぎ，術後回復力を高めるために1～2mg/kg/分の糖負荷が推奨されている。特に長時間の大手術では，ブドウ糖やアミノ酸など体外からのエネルギー源の投与は術後の回復を早めるために重要である。（詳細は第2章 術前の評価「内分泌系の評価」**図2**〈P.45〉を参照）

引用・参考文献
1）駒田裕司：周術期における輸液・輸血の管理の基礎知識，手術看護エキスパート，Vol.8，No.2，P.86，2014.
2）矢永勝彦，高橋則子編：系統看護学講座 別巻 臨床外科看護総論 第11版，医学書院，2107.
3）日本産科婦人科学会，日本産婦人科医会，日本周産期・新生児医学会日本麻酔科学会，日本輸血・細胞治療学会：産科危機的出血への対応指針2017，2017.
4）多田羅恒雄：じゃあ，どんな輸液をすればいいの？連載 手術室看護師のための輸液知識と最新情報 周術期輸液の謎（第3回），手術看護エキスパート，Vol.12，No.6，P.58～62，2019.
5）山蔭道明監修，枝長充隆，平田直之編：今さら聞けない麻酔科の疑問108，P.34～36，文光堂，2017.
6）日本麻酔科学会：術前絶飲食ガイドライン，日本麻酔科学会，2012.
7）周術期における循環・輸液管理の変遷と今後の展望，CCJournal，Vol.4，2018.
8）アメリカ外科学会分類
9）日本麻酔科学会・周術期管理チーム委員会編：周術期管理チームテキスト 第3版，日本麻酔科学会，2016.
10）日本麻酔科学会：麻酔薬および麻酔関連薬使用ガイドライン 第3版，Ⅶ輸液・電解質液，2017.
11）入駒慎吾監修，高敷倫子編：オペナーシング2015年春季増刊 手術看護の"まずはこれだけ！"ブック，P.142～151，メディカ出版，2015.
12）オペナーシング，Vol.30，No.8，2015.
13）武田純三編：オペナーシング2014年春季増刊 手術室の薬剤122，P.244～252，258～267，メディカ出版，2014.
14）北野病院中央手術部編：手術室ケアマニュアル 第2版，P.50～52，メディカ出版，1998.

5 輸血の基礎知識

岩瀬文恵, 川崎恵理子

・・・・・・初心者／新人・・・・・・

輸血の目的

　血液中の赤血球などの細胞成分や凝固因子などのタンパク質成分が減少した時や機能が低下した時に，その成分を補充し臨床症状の改善を図る目的で使用する。

　手術中の輸血の目的は，血液中の成分が量的または機能的に低下した時にその成分を補充することにある。決して，出血による循環血液量減少を補うものではない。

輸血の種類

　輸血用血液製剤には「赤血球製剤」「血漿製剤」「血小板製剤」「全血製剤」がある。現在は血液を遠心分離し，赤血球，血漿，血小板の3種類の成分である「赤血球製剤」「血漿製剤」「血小板製剤」に分け，必要とする成分だけを輸血する「成分輸血」が主に行われている（**表1**）。

輸血用血液製剤の投与のタイミング

●赤血球製剤
●術前投与

　術前の慢性貧血は必ずしも投与の対象とはならない。慣習的に行われてきたHb10g/dL，Ht30％以上にするという術前投与のエビデンスはない。一般に貧血の場合には，循環血液量は増加しているため，投与により急速に貧血の是正を行うと，心源性の肺水腫を引き起こす危険性がある。術前投与は，持続する出血がコントロールできない場合，またはその恐れがある場合のみ必要とされる。

●術中投与

　周術期貧血はHb7〜8g/dLを基準に赤血球製剤の輸血が検討される。貧血状

表1 輸血用血液製剤

血液製剤	使用目的	貯法	有効期限	外観
赤血球製剤 照射[※1]赤血球-LR[※2] 赤血球液-LR[※2]	貧血の補正 循環血液量の維持 酸素運搬量の維持	2〜6℃	採血後 21日間	
血漿製剤 新鮮凍結血漿-LR[※2]	凝固因子を補充し出血傾向の改善を図る	−20℃以下（融解後は直ちに使用。直ちに使用できない場合は，2〜6℃で保存し24時間以内に使用） （注）凍った状態では血液バッグが非常にもろく，落下させると内部の凍結されている新鮮凍結血漿が割れ，外装を破損させる。また，そのまま破損した状態で融解すると内部が露出し，不潔となる。	採血後 1年間	
血小板製剤 照射[※1]濃厚血小板-LR[※2]	血小板減少に対する補充，血小板機能の改善を図る	20〜24℃で振とう保存 （注）静置保存はpHが低下し血小板に傷害が起こる。冷所保存は血小板寿命の低下や不可逆的な形態変化を起こす。	採血後 4日間	

※1 照射（Ir〈Irradiated〉）：輸血による移植片対宿主病（GVHD）を予防する目的で放射線が照射されている。
※2 LR（Leukocytes Reduced）：保存に伴う凝集塊の発生，発熱反応や同種免疫反応などの輸血関連副作用の予防や低減のため，保存前白血球除去が実施されている。

態の代償機転における心肺機能の重要性を鑑みた場合，冠動脈疾患などの心疾患あるいは肺機能障害や脳循環障害のある患者では，Hb値を10g/dL程度に維持することが推奨されるが今後のさらなる研究と評価が必要であると言われている[1]。

血漿製剤

特定の凝固因子の補充の目的とした新鮮凍結血漿の投与は，ほかに安全な血漿分画製剤あるいは代替医薬品（リコンビナント製剤など）がない場合のみ投与適応となる。なお，凝固因子の補充に際して，そのトリガーとなる検査値はPT-INR2.0

以上またはPT30%以下，APTTは各医療機関における基準の上限の2倍以上または25％以下，フィブリノーゲン値150mg/dL以下またはこれ以下に進展する危険性がある場合である。

● 血小板製剤

待機手術患者では，術前あるいは投与前の血小板数が5万以上あれば，通常は血小板輸血をする必要はなく，血小板数5万以上を維持するように輸血を行うことを推奨されている[2]。

輸血用血液製剤の投与後の評価

投与の妥当性，投与量の的確性あるいは副作用の予防対策などの評価に必要となるため，赤血球製剤の投与前には，投与の理由と必要な投与量を明確に把握し，投与後には投与前後の検査データと臨床所見の改善の程度を比較して評価する。血小板数増加の評価は，血小板投与後10分から1時間，翌朝または24時間後の補正血小板増加数を確認し，評価する。

適合性検査

● ABO-Rh血液型判定

ABO式血液型検査には，おもて検査とうら検査があり，2つの検査を必ず行う。おもて検査では赤血球を，うら検査では血清を使って検査を行う。ABO式血液型の決定には，おもて検査とうら検査の検査結果が一致することが重要である。血液型検査は原則的に異なる時点での2検体（同一患者での2重チェック）で検査をすることで確定させる。Rh式血液型検査では，おもて検査と同様に赤血球を使って検査を行う。抗D抗体（D因子と反応する）と反応した場合，Rh陽性と判定する。Rh陰性の人は，日本人では200人に1人の割合であるが，白人等の外国人はRh陰性の人が多い。

● 交差適合試験（クロスマッチ）

輸血用血液製剤と患者血液との間に血液型抗体に起因する抗原抗体反応が起こるかをあらかじめ試験管内で検査し，血液型不適合による副作用を未然に防止する手段が交差適合試験である。交差適合試験には主試験と副試験とがあり，主試験は患

者血清中に供血者血球に対する抗体があるかどうかを調べる。副試験は供血者血清中に患者血球に対する抗体があるかどうかを調べる。ABO型の再確認と輸血の際の即時型溶血反応を防止することにある。ただし，抗血小板抗体や抗血漿タンパク抗体の有無については検出できない。また，輸血後に生じた不規則抗体によって生じる遅発性溶血反応（輸血後数日から2週間ほどの間に患者が輸血赤血球に対して新たな不規則抗体を産生したために起こる溶血反応）をチェックすることはできない。

供給者血清は患者体内で相当に希釈されるため，大きな副作用は生じにくいと判断され，緊急を要する場合やむを得ない事情がある場合には，副試験を省略する場合や副試験が陽性の場合でも慎重に輸血することがある。

● 不規則抗体スクリーニング

不規則抗体とは，抗A抗体および抗B抗体以外の赤血球抗体の総称である。つまり，ABO式血液型抗原以外の赤血球抗原型に対する抗体を意味する。これは免疫抗体のIgGのことが多いが，中には自然抗体IgMもあり得る。不規則抗体が陰性の場合，ABO型とRh型が同型のものを使用することで，クロスマッチを簡略化できる。不規則抗体検査が陽性の場合は，その抗体が反応する血液型の赤血球を輸血すると体内で抗原抗体反応が起こり，輸血した赤血球が破壊され，溶血を引き起こす。そのため，血液センターに依頼して適合血を要請する。ヒトは他人の血液成分を輸血すると，他人の血液成分を拒絶してしまう物質（不規則抗体）を作ってしまうことがあるため，特に出産歴や輸血歴がある人には不規則抗体が存在する可能性が高い。

● タイプアンドスクリーニング（T&S）

術前に輸血を用意しても，輸血を行わない場合や，準備したよりも実際の使用量が少ない場合がしばしば起こる。よって血液の有効利用，業務の省略化，経費の削減など輸血業務の効率化を目的とし，輸血の可能性が比較的少ない患者（術中輸血の可能性が30％以下）や予測出血量が600mL以下の待機的手術では，T＆Sが適応される。T＆SではABO-Rh血液型の判定と不規則抗体スクリーニングだけ行い，クロスマッチは行わずに血液を確保しておく。臨床的に意義のある不規則抗体の有無をあらかじめ検査し，緊急に輸血用血液が必要になった場合には，輸血用血液のおもて検査によりABO同型血であることを確認して輸血する。あるいは生理食塩液法による主試験が適合の血液を輸血する。または，あらかじめおもて検査により確認されている血液製剤の血液型と患者の血液型とをコンピュータを用いて照合・確認して輸血を行う（コンピュータクロスマッチ）。

● コンピュータクロスマッチ

　あらかじめABO式血液型検査・Rh式血液型検査と不規則抗体スクリーニング検査により，臨床的に問題となる抗体が検出されない場合には，交差適合試験（クロスマッチ）を省略し，ABO血液型の適合性を確認することで輸血は可能となる。コンピュータクロスマッチとは，以下の各条件を完全に満たした場合にコンピュータを用いて上述した適合性を確認する方法であり，人為的な誤りの排除と，手順の合理化，省力化が可能である。

[条件]
①結果の不一致や製剤の選択が誤っている際には警告すること
②患者の血液型が2回以上異なる検体により確認されていること
③製剤の血液型が再確認されていること

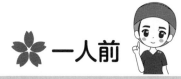

輸血の副作用（表2）

● 急性副作用

　急性副作用としてアナフィラキシー様反応，急性溶血（ABO式不適合），細菌汚染によるエンドトキシンショック，電解質異常などがある。

　ABO式不適合の急性溶血では，主に輸血された赤血球の膜が破壊されて赤血球の内容物が放出され，補体活性（血清に存在するタンパク群が標的細胞を破壊する機能が高まる）の上昇などにより連鎖的に溶血が進み，死に至ることもある。発熱やヘモグロビン尿，輸血部位に限局した疼痛や悪心・嘔吐，紅潮，呼吸困難，低血圧，ショックなどの溶血に伴う症状や所見に加え，Hb値の低下，LDHの上昇，お

● 表2　輸血の副作用

急性副作用	遅発性副作用
・アナフィラキシー様反応 ・急性溶血（ABO式不適合） ・細菌汚染によるエンドトキシンショック ・電解質異常	・輸血関連移植片対宿主病（GVHD） ・輸血関連急性肺損傷（TRALI） ・ウイルス感染

よび直接抗グロブリン試験，不規則抗体スクリーニング検査や交差適合試験の再検結果によって確定される。したがって，不適合輸血を回避するための複数人・複数回の確認が重要となる。

電解質異常は，低イオン化Ca血症と高K血症がある。保存液中のクエン酸がCaと反応して，イオン化Ca濃度の低下を来す。さらに，放射線照射の影響で赤血球中のKが漏出するため，急速輸血時，大量輸血時，腎不全患者あるいは低出生体重児などへの輸血時には高K血症に注意を要する。軽度な高K血症には特徴的な症状はなく，気分不快，筋力低下，知覚異常，動悸などであるが，血清K値が7 mEq/Lを超えるようになると，心電図上T波・P波の低下〜消失・ST低下・QRSの延長が出現し，重度な場合には心室細動を経て心停止を来し，致死的な経過をたどることがあるため，観察の強化と心電図異常出現時には速やかな治療ができるようにする必要がある。

● 遅発性副作用

遅発性副作用として，最も重篤なものは輸血関連移植片対宿主病（graft-versus-host disease：GVHD）で，7〜14日ごろに発熱，紅斑，下痢，肝機能障害，汎血球減少症を伴って発症し，死亡率は高い。予防としてドナー血液の放射線照射が有効である。輸血関連急性肺損傷（transfusion-related acute lung injury：TRALI）の原因は，HLA抗体，白血球抗体，サイトカインなどが疑われている。1〜6時間以内に発症し，呼吸困難，低血圧，発熱，低酸素血症から肺水腫を生じる。

ウイルス感染は7〜45日のウィンドウピリオド（ウイルスに対する抗体ができていないため，検査は陰性となる）があるため，検査が陰性でも感染の可能性がある。

外傷時の輸血

外傷時には，すでに出血多量となっていることが大いに予想される。搬送された際，見た目は血圧が保たれていても，それは交感神経が亢進し，血管抵抗を高くする代償機能がフル稼働していると考えるべきである。一回拍出量が減少しているため，臓器血流を考えると輸液や輸血は必然となる。患者の身体状態を把握するためには採血は必須項目となるが，採血の結果が判明するまでに概算で30分〜1時間程度必要となる。外傷時に関しては，一刻を争うため，採血の結果の前に主観的に判断も必要となる。そこで，客観的指標として別のモニタリングが参考となる。

● 濃厚赤血球血液製剤の指標

　HbとHctに関しては，血液ガス分析器にて約1分あれば結果が判定できるため，濃厚赤血球血液製剤の指標として役立つ。しかし，HbとHctは輸液によって血液希釈が起こるため，見かけ上貧血に見えることもある。その際には，乳酸値やBE値を同時にチェックして組織の酸素代謝を考えながら輸血を行うことで，過分な濃厚赤血球血液製剤の投与を避けることが可能となる。

● 新鮮凍結血漿製剤の指標

　凝固異常を判断する上で，PT-INR，APTT，PltおよびFibの値を参考にすると同時に，血液凝固機能装置（TEGR®，ROTEM®，Sonoclot®など）によるモニタリングも推奨されている。生体における血液凝固には凝固因子だけではなく，Pltが大きな役割を担っている。採血におけるPT-INRやAPTTの測定は，Pltを含まない血漿で行われているため，生体内の正確な血液凝固機能を反映していないことが示唆される。また，PT-INRやAPTTの測定は，血液凝固に大きな影響のあるトロンビン生成のわずか4％という，ほんの初期の状況を示した値であるため凝固全般を示しているわけではない。先に挙げた装置を使用すると，約15～20分で血液凝固機能や血小板機能の測定が可能となる。

● 血小板製剤の指標

　上記同様に，血液凝固機能装置（TEGR®，ROTEM®，Sonoclot®など）を使用して，血小板機能低下を少しでも迅速に客観的にとらえ，投与の判断を行うことは一般採血結果を待つよりも迅速な判が可能となる。

自己血輸血

　あらかじめ自分の血液を貯めておき，必要時に使用する自己血輸血（**表3**）は，発熱，蕁麻疹，輸血後移植片対宿主病あるいは肝炎・エイズなどの輸血後感染症にはならない。そのため，利点・欠点を理解し，患者に合った自己血輸血法を選択する必要がある。

● 回収式自己血輸血の利点・欠点

　すべての手術が回収式自己血輸血の適応となるわけではなく，出血の多い心臓血管外科，整形外科手術（人工関節置換術など）や外傷時が臨床的に適応となる。保険適応としては，600mLの出血した場合や10mL/kg（12歳未満）の出血が起こっ

表3 自己血輸血の種類

自己血輸血の方法	特徴
貯血式自己血輸血療法	手術72時間以上までに採血する。 輸血の可能性がある予定手術患者が対象である。
希釈式自己血輸血療法	手術までに貯血する余裕がない場合にも可能である。 輸液による血液希釈から生じる貧血が問題点である。
回収式自己血輸血療法	整形外科，心臓血管外科で使用頻度が高い。 がん手術では，がん細胞が全身に播種する危険性があり使用できない。

た手術とある。細菌や悪性腫瘍細胞の混入する手術では禁忌である。

利点としては，赤血球の生存能力が高くなるため同種血輸血と比較して組織酸素代謝を改善する点や免疫賦活性によって感染症を減少させる効果が示唆される。回収血3,000mLまでであれば，輸血しても凝固機能は保たれるという報告がある[3]。一方欠点としては，通常は回収血を生成する過程でヘパリンは除去されるはずだが，回収式自己血輸血を繰り返し行うことで残存ヘパリンの作用によって凝固異常を悪化させ，出血を助長する可能性が指摘されている。そのため，大量の回収血を投与する際には，ACTの測定を頻回に行い，延長があれば回収血のヘパリンの影響も考慮する必要がある。

貯血式自己血輸血（全血冷蔵保存の場合）の利点・欠点

利点として特別な器具や装置は使用しないため，どの病院でも実施可能である。欠点としては，手術までの期間が短い場合や重度の貧血がある場合には，必要な血液量（貯血量）を用意できないことがある。または，自己血輸血ができない場合がある。菌血症のおそれのある細菌感染患者，不安定狭心症患者，高度大動脈弁狭窄症（AS）患者，NYHA Ⅳ度の患者からは禁忌である。

引用・参考文献
1) 厚生労働省医薬・生活衛生局：血液製剤の使用指針，P.9，平成30年3月.
2) 日本麻酔科学会・周術期管理チームプロジェクト編：周術期管理チームテキスト 第2版，P.362，日本麻酔科学会，2011.
3) 山蔭道明監修，枝長充隆，平田直之編：今さら聞けない麻酔科の疑問108，P.127，文光堂，2017.
4) 厚生労働省医薬食品局血液対策課：輸血療法の実施に関する指針（改定版），平成17年9月.
5) 弓削孟文監修，古家仁他編：標準麻酔科学 第6版，P.163，医学書院，2011.
6) 前掲3），P.124～128.

第4章

合併症を有する患者のアセスメント

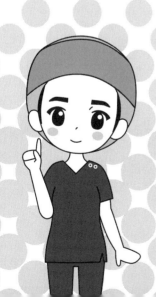

1 慢性閉塞性肺疾患（COPD）

宮本久美子

●●●●●● 初心者／新人 ●●●●●●

病態と原因

　慢性閉塞性肺疾患（chronic obstructive pulmonary disease：COPD）は，たばこなどの有害物質を吸入することによって生じ，労作時の呼吸困難感や慢性の咳，痰を主な症状とする進行性の慢性疾患である[1]。COPDの外因性危険因子には，たばこ煙，大気汚染や粉塵の吸入，化学物質の暴露，受動喫煙などがある。炎症による粘液分泌物の貯留や細胞の線維化，平滑筋の肥大などによって細い気道が狭窄し気流障害が起こる。また，細気管支壁に付着した肺胞の破壊により，末梢気道の内腔を広げる力が弱まる。そのため，末梢気道が虚脱して肺胞が破壊され弾性収縮力が低下し，air-trapping（空気のとらえこみ現象）や血管壁の破壊によって肺胞の表面積が減少し，換気障害が生じる[2]（**図1**）。COPDで起こる気流制限は，症状が安定している時でも元に戻らないという特徴がある。air-trappingは安静時でも生じ，肺の過膨張を引き起こす。運動時には呼気終末肺気量を増加させて最大

図1 COPDの病態

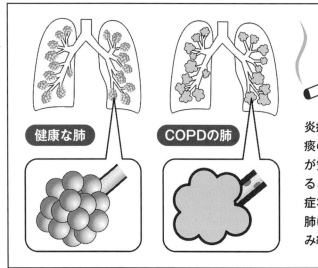

炎症が進むと気管支の壁が厚くなり，痰の貯留や肺胞壁がつぶれる。肺胞が気管支を支えているため，つぶれると，気管支が狭くなる。
症状が進むと息が吐きにくくなり，肺に空気が残りその空気で肺が膨らみ続けると息切れが起こる。

表1 COPDの病期分類

		1秒量（FEV$_1$）/ 努力肺活量（FVC）	1秒率（%FEV$_1$）	慢性症状 （咳嗽・喀痰）
0期	COPDリスク群	正常	正常	あり
Ⅰ期	軽度の気流閉塞	<70%	≧80%	有無を問わない
Ⅱ期	中等度の気流閉塞	<70%	50〜80%	有無を問わない
Ⅲ期	高度の気流閉塞	<70%	30〜50%	有無を問わない
Ⅳ期	極めて高度の 気流閉塞	<70%	<30%あるいは<50%かつ 慢性呼吸不全か右心不全合併	有無を問わない

日本呼吸器学会COPDガイドライン第5版作成委員会編：COPD（慢性閉塞性肺疾患）診断と治療のためのガイドライン 第5版，メディカルレビュー社，2018.を参考に筆者作成

吸気量を減少させることから労作時に呼吸困難が生じる。

重症化すると肺動脈で血管平滑筋の肥厚や炎症細胞の浸潤，壁の線維化などが起こり，肺高血圧症や右心肥大，肺性心，右心不全へ進行する。COPDは呼吸器のみに特化した疾患でなく，炎症を伴う全身性疾患である。心・血管疾患，消化性潰瘍，骨粗鬆症，るい痩，栄養障害，糖尿病，抑うつなど全身症状が知られており，これらの症状は患者の重症度やQOLに影響することから，包括的な重症度評価と管理が重要である。周術期のリスクについては，COPD病期分類（**表1**）がⅠ期やⅡ期の場合は一般の人と同様で特別な処置は不要である[3]。しかし，Ⅲ期以上の患者には術前からの注意が必要であるため，術前より情報を収集し，リスクを共有することが重要である。リスクについては**一人前**で述べる。

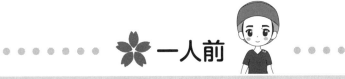

術前の情報収集

◉ 喫煙歴

1日の喫煙本数や喫煙期間，術前禁煙状況を確認する。

◉ 検査値

呼吸機能検査では1秒量（FEV$_1$）や1秒率（FEV$_1$%）が低下し，動脈血液ガス分析では動脈血酸素分圧（PaO$_2$）の上昇と動脈血二酸化炭素分圧（PaCO$_2$）の低下が起こる。COPDの病期分類（**表1**）でⅢ期以上の場合は，術後に無気肺

や肺合併症が起こりやすいため，術前指導の内容が守られているか確認し，合併症に注意する必要がある。

● 全身状態や症状

COPDの患者は病状が進行すると，低酸素血症や高二酸化炭素血症に伴う症状として頻脈や不整脈を合併していることがある。重症患者では体重減少や筋力低下，狭心症，倦怠感などの症状が現れることがあるため，入室方法や移乗時などの負担が軽減できるよう，病棟看護師と連携する必要がある。

● 呼吸状態

COPDの患者は，肺の過膨張による横隔膜の平坦化により呼吸仕事量が増大し，努力呼吸（胸鎖乳突筋や斜角筋などの呼吸補助筋が呼吸時に緊張している）が見られることがある。

● 精神状態

呼吸器疾患のある患者は，手術に対する不安に加え医師から全身麻酔や手術侵襲により症状の急性増悪を来す可能性について説明をされており，精神的な不安に陥りやすい。不安な思いを表出できるように，共感的な態度や患者の理解度に合わせた説明を行う。

術前指導

● 禁煙指導

手術によるリスクを軽減するために術前の禁煙指導が守られているか確認する[4]（表2）。

● 呼吸リハビリテーション

術後の効果的な深呼吸は，分泌物の排出を促進して肺合併症を軽減する。呼吸訓練を術前に繰り返し行うことで術後も深い呼吸と排痰が可能となるため，術前からの訓練が有用である。

閉塞性障害の強い患者には，口すぼめ呼吸や深呼吸，排痰訓練が有効である。インテンシブスパイロメトリを用いた肺伸展法も術後肺合併症発生率の軽減が期待できるため，術前に実施状況を確認して指導を行う。

● 口すぼめ呼吸（図2）

方法：鼻から息を吸い，口をすぼめて口からゆっくり息を吐く。吸気：呼気の割合

表2 禁煙期間と効果

禁煙期間	効果	禁煙期間	効果
4時間	・血中一酸化炭素ヘモグロビン（CO-Hb）の半減	14日〜	・喀痰量の半減
12〜24時間	・ニコチン血中濃度の減少 ・一酸化炭素（CO）血中濃度の減少 ・酸素運搬能の改善（ヘビースモーカー）	4週間〜	・肺機能検査値の改善 ・免疫機能の改善
48〜72時間	・血中CO-Hbの正常化 ・血液，循環器系への影響が改善	6週間	・創傷治癒の回復 ・喀痰量の正常化
7日〜	・気管上皮線毛運動の回復 ・喉頭や気管支の過敏性改善	8週間	・術後呼吸器合併症の減少 ・気道クリアランスの回復 ・免疫反応と薬物代謝の正常化

日本麻酔科学会：周術期禁煙ガイドライン，日本麻酔科学会，2015.を参考に筆者作成

図2 口すぼめ呼吸

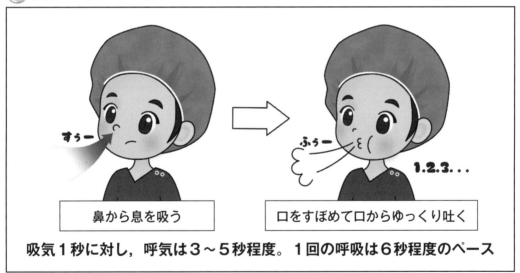

吸気1秒に対し，呼気は3〜5秒程度。1回の呼吸は6秒程度のペース

は1：3〜1：5，1回の呼吸を6秒（10回/分）程度のペースで実施する。

効果：口すぼめ呼吸は気道内圧を上昇させ，末梢気道の閉塞や虚脱を防ぐことで呼気がスムーズになり呼気量が増加し，呼吸困難の軽減が期待できる。

体位ドレナージ（排痰訓練）（図3）

方法：痰の貯留部位が気管支側に垂直になるような体位を1回10〜15分間とることで効率よく排痰させる方法。

効果：少ないエネルギーで効率よく痰の喀出を促すことができる。

図3 体位ドレナージ

体位ドレナージ：いろいろな体位を取り，重力を利用して痰を喀出する

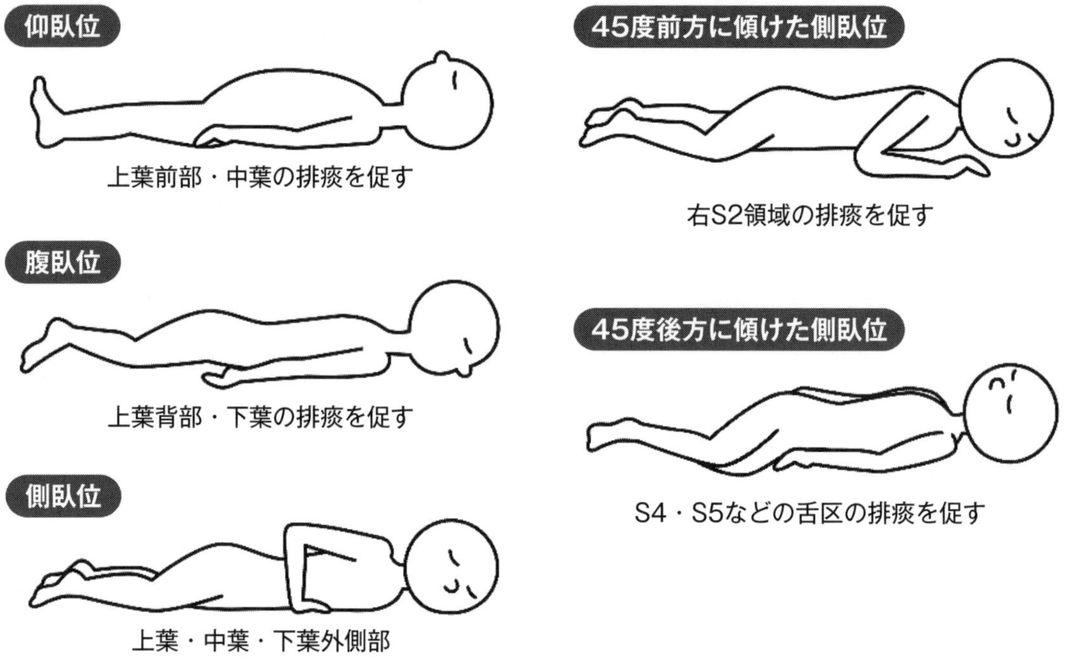

- 仰臥位：上葉前部・中葉の排痰を促す
- 腹臥位：上葉背部・下葉の排痰を促す
- 側臥位：上葉・中葉・下葉外側部
- 45度前方に傾けた側臥位：右S2領域の排痰を促す
- 45度後方に傾けた側臥位：S4・S5などの舌区の排痰を促す

麻酔における問題点，術中の注意点と観察

手術や麻酔による影響

局所麻酔や脊髄くも膜下麻酔，硬膜外麻酔

　呼吸機能の変化は少ないが，手術体位における呼吸制限と不安からの呼吸抑制が起こりやすいため，看護師は声かけなどによる不安の緩和を心掛ける。麻酔効果が胸部まで及ぶ場合，肋間筋の活動が制限され胸郭の運動が減少する。麻酔が腰部以下の場合は呼吸に対する影響は少ない。深呼吸により呼吸機能はほぼ温存されるため，麻酔範囲に注意しながら深呼吸を促し，SpO_2が低い場合には酸素が開始できるよう準備しておく必要がある。末梢神経ブロックでは，横隔膜や呼吸補助筋を支配する運動神経をブロックする場合は呼吸運動に直接影響を与えるが，四肢の手術では呼吸筋への影響なく手術が可能である。

全身麻酔

　線維化などにより膨らみにくくなった肺は，陽圧換気による気道内圧の上昇から

気胸を起こす可能性がある．また，分泌物の貯留や肺胞の虚脱，縮小から無気肺を起こすことがある．軽症患者では全身麻酔は安全に施行できるが，中等症以上の場合は合併症を起こしやすいため，十分な術前評価が必要である．

● 手術部位や体位

胸部や上腹部の手術，長時間手術や緊急手術の場合は術後合併症の発生リスクが高い．術前のコントロールや呼吸訓練，術後管理を，病棟看護師や理学療法士と連携して行うことが大切である．

● 術中の観察，注意点

● 低酸素と気管支痙攣

機能的残気量（FRC）が著しく低下している症例では，麻酔導入時など換気の中断は迅速に行い，SpO_2値に注意する．また，挿管時や抜管時など浅麻酔時の刺激で気管支痙攣が発生しやすい．気管支痙攣の観察ポイントは次節の「気管支喘息」で述べる．

● 気腫やブラの拡大や増悪，圧外傷

陽圧換気では，コンプライアンスが悪い部分の換気が途絶えやすいため，COPD患者は呼吸機能が悪化しやすい．人工呼吸による乾燥したガスの長時間吸入は，分泌物が排出されにくく分泌物貯留による無気肺や術後肺炎のリスクが上がる．また，過膨張による気腫やブラの拡大増悪，気胸が起こりやすく，気胸が生じた場合は，SpO_2の低下や気道内圧の上昇が起こるため早期発見できるよう観察が必要である．さらに，人工呼吸時は自発呼吸時より気流閉塞が悪化し高二酸化炭素血症を来しやすい．高二酸化炭素血症の場合，抜管後の過剰な呼吸努力の原因となるため，PO_2やPCO_2の確認と抜管後の呼吸状態の観察が必要である．

● air-trapping

気道抵抗の上昇が原因で呼気に時間がかかるため，十分な呼出が終了する前に次の吸気が開始し，残気量を増悪させ換気効率が下がる．そのため，一回換気量や流量曲線の変化を観察する．十分な呼気時間を得られるように呼吸器の設定を変える必要がある（図4）．

● 無気肺

全身麻酔中に気道内へ気道分泌物の垂れ込みや閉塞，侵襲による気道狭窄が原因で起こりやすい．よって，術前から吸引が使用できるように準備しておき，術中，術後を通して使用できるようにしておく．

図4 COPD患者のカプノグラムと流量曲線

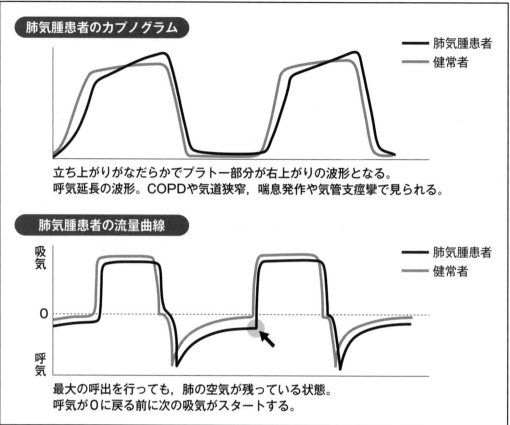

高二酸化炭素血症, CO_2 ナルコーシス

CO_2 産生の増加（シバリングや発熱，敗血症，悪性高熱症など）や CO_2 排泄の低下（気道抑制や気道閉塞，COPDなど）が原因で起こる。慢性的に $PaCO_2$ が蓄積しているCOPD患者では，CO_2 に対する反応が鈍くなっているため，高濃度の酸素吸入で呼吸抑制が起こり危険である。看護師はシバリングや発熱などによる CO_2 産生増加を予防できるように温風加温装置などを用いて温風・冷風で体温管理を行う。

引用・参考文献
1) 日本呼吸器学会COPDガイドライン第5版作成委員会編：COPD（慢性閉塞性肺疾患）診断と治療のためのガイドライン 第5版, メディカルレビュー社, 2018.
2) 佐治美也子：呼吸器ケアの疾患・検査・治療 呼吸器ケア2015夏季増刊, P.46～50, メディカ出版, 2015.
3) 川崎貴士：呼吸器系疾患, OPE NURSING, Vol.32, No.2, P.20～23, 2017.
4) 長谷川佳代：呼吸器系疾患, OPE NURSING, Vol.30, No.7, P.47～48, 2015.
5) 石丸直人：呼吸器合併症のリスク評価と呼吸器疾患の周術期管理, レジデントノート増刊, Vol.18, No.5, P.134～140, 2016.
6) 五藤恵次：肺気腫, レジデントノート増刊, Vol.15, No.5, P.248～256, 2013.
7) 佐伯彩乃, 上嶋久美香：呼吸器系疾患, OPE NURSING, Vol.34, No.1, P.21～23, 2019.
8) 日本麻酔科学会・周術期管理チーム委員会編：周術期管理チームテキスト 第3版, P.360～362, 571, 678, 日本麻酔科学会, 2016.
9) 日本麻酔科学会：周術期禁煙ガイドライン, 日本麻酔科学会, 2015.
10) 室繁郎：COPDの診断と治療—ガイドランをふまえて, 月刊薬事, Vol.56, No.3, P.35～40, 2014.
11) 武田純三編：新合併症患者の麻酔スタンダード—他科依頼にいかに答えるか, P.21～29, 克誠堂出版, 2017.

② 気管支喘息

宮本久美子

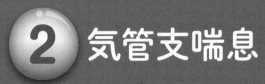

　気管支喘息（以下，喘息）は，気管および気管支の刺激反応性が亢進し，過敏に反応することで粘膜が慢性的に炎症を起こし，浮腫や気管支の周囲にある気管支平滑筋の過剰な収縮が起こる病態である。

　炎症が起こっている気道はさまざまな刺激に対して過敏になり，平滑筋収縮の反復が繰り返し起こる。気道の狭窄は可逆的であるため，発作が落ち着いている時は呼吸機能検査も正常である。しかし，長期罹患患者では気流制限が不可逆性となるため，発作が生じていない時でも呼吸機能検査に異常が見られることがある（図1）。

発生機序

　喘息患者は気管支に慢性的な炎症性障害が生じ，気道過敏性が亢進している。その結果，組織の線維化や気道平滑筋の収縮・肥大化，気道粘膜の分泌腺の過形成が生じて気道の狭窄や閉塞が起こる。炎症や発作を繰り返すと，気道粘膜の表面を覆

図1　気道の状態

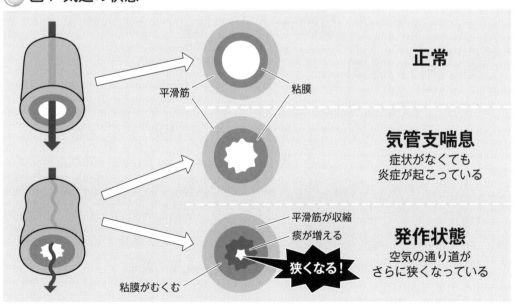

図2 気管支の器質的変化

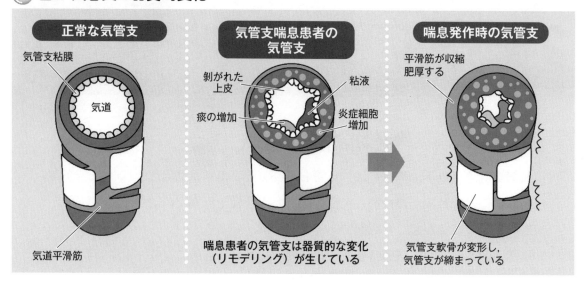

う上皮細胞が障害を受けて剥がれ神経終末が露出するため，さまざまな刺激に対して過敏になり，気道の狭窄症状も改善しにくくなる。また，気道粘膜の分泌腺が異常に増殖することで，発作を起こしていなくても痰の貯留や気管支の内腔の狭窄により気道が狭いままになる。発作を繰り返すことで気道に生じる器質的な変化をリモデリングと言い，喘息の難治化や重症化につながる[1]（**図2**）。

喘息はさまざまな年齢層で認められるが発生要因が異なる。小児ではダニや花粉などの環境アレルゲンが原因のアレルギー型が多く，成人ではウイルス感染やストレス，薬剤などが原因で起こる非アレルギー型が多い。

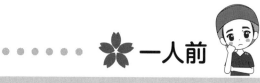

最終発作期間

喘息患者は周術期の呼吸器合併症リスクが増大する。特に喉頭痙攣や気管支痙攣が発生しやすいため，術前に重症度を評価しリスクを把握しておく必要がある。

喘息の重症度は喘息重症度分類（**表1**）を基に確認し，重症度分類でステップ3以下の状態であれば予定手術・麻酔可能と判断される。コントロールが悪くステップ4に該当する場合は気道過敏性が亢進しており，周術期の気管支痙攣発生頻度や重症度が高くなる。急を要する手術ではない場合は延期も考慮する必要があるため，最終発作期間や重症度を把握し共有することが重要である。

表1 喘息重症度分類

一般社団法人日本アレルギー学会喘息ガイドライン専門部会監修,「喘息予防・管理ガイドライン2018」作成委員会作成:喘息予防・管理ガイドライン2018, 協和企画, 2018を参考に筆者作成

重症度		ステップ1 軽症間欠型	ステップ2 軽症持続型	ステップ3 中等症持続型	ステップ4 重症持続型
喘息症状の特徴	頻度	週1回未満	週1回以上だが毎日ではない	毎日	毎日
	強度	症状は軽度で短い	月1回以上日常生活や睡眠が妨げられる	週1回以上日常生活や睡眠が妨げられる	日常生活に制限
				しばしば増悪	しばしば増悪
	夜間症状	月に2回未満	月2回以上	週1回以上	しばしば
PEF FEV_1	$\%FEV_1$ %PEF	80%以上	80%以上	60%以上80%未満	60%未満
	変動	20%未満	20%～30%	30%を超える	30%を超える

PEF:ピークフロー値　　%PEF:ピークフロー値の基準値に対する測定値の割合
FEV_1:1秒量　　%FEV_1:基準値に対する測定値の割合

術前に必要な情報

● 病歴の確認

手術前には病歴を聴取し,発作の頻度や症状,最終発作の時期,常用薬の有無や治療反応性について把握する。そこから喘息重症度分類(**表1**)と発作の重症度判定(**表2**)を基に現在の状態を評価する。挿管の30分前に短時間作用型β刺激薬(プロカテロール〈メプチン®〉など)の吸入も効果的であるため,準備をしておく必要がある。コントロール不良患者は,術前にステロイド治療を行っていることがある。喘息のコントロール状態と使用薬剤を確認し,情報を共有しておくことが重要である。

● 気管支痙攣

内科的コントロールの不良や最終発作からの期間が短く,気道過敏性が亢進している状態では,気管挿管や手術侵襲により急性増悪しやすく,気管支痙攣の発生頻度や重症度が高くなるため,発作時の対応を把握しておく。

● 気管拡張薬の準備

治療反応性を把握し,患者が日常的に使用している薬剤を手術室に持参するように依頼する。また,喘息発作や気管支痙攣が起こった場合に使用する気管支拡張薬が準備されているか確認しておく。

表2 喘息発作の重症度判定

発作強度	呼吸困難	動作，会話	ピークフロー	SpO$_2$	PaO$_2$	PaCO$_2$
喘鳴／胸苦しい	急ぐと苦しい 動くと苦しい	ほぼ普通	80%以上	96%以上	正常	45mmHg未満
軽度（小発作）	苦しいが横になれる	動作はやや困難。会話は可能	80%以上	96%以上	正常	45mmHg未満
中等度（中発作）	苦しくて横になれない（起座呼吸）	動作はかなり困難で，かろうじて歩ける程度。会話が苦しい	60〜80%	91〜95%	60mmHg超	45mmHg未満
高度（大発作）	苦しくて動けない	歩行不能 会話困難 単語しかしゃべれない	60%未満	90%以下	60mmHg以下	45mmHg以上
重篤	呼吸減弱 チアノーゼ 呼吸停止	会話不能 体動不能 錯乱 意識障害 失禁	測定不能	90%以下	60mmHg以下	45mmHg以上

一般社団法人日本アレルギー学会喘息ガイドライン専門部会監修，「喘息予防・管理ガイドライン2018」作成委員会作成：喘息予防・管理ガイドライン2018，協和企画，2018.を参考に筆者作成

表3 禁忌薬・慎重投与薬

薬剤	作用
バラビツール系薬剤（ラボナール®，イソゾール®）	気管支喘息を誘発する可能性
β遮断薬（インデラル®など）	気管支喘息を誘発する可能性
ネオスチグミン（ワゴスチグミン®）	気管支喘息を誘発する可能性
フェンタニル®	副交感神経を興奮させる
モルヒネ塩酸塩®	ヒスタミン遊離作用
NSAIDs（ロピオン®など）	アスピリン喘息患者の場合，NSAIDsの使用で喘息発作を誘発する可能性

使用薬剤の確認

麻酔で使用する薬剤には喘息発作を誘発する作用がある。事前に禁忌薬剤の確認を行い，誤って使用しないように注意する必要がある（**表3**）。

また，喘息患者の10％程度はアスピリンやNSAIDsが誘因となり喘息発作を起こすことがある。アスピリン喘息の場合，フルルビプロフェンナトリウム（ロピオン®），ジクロフェナクナトリウム（ボルタレン®）など鎮静薬の使用を避ける必要があるため注意する。医師と相談し，必要時ベタメタゾンリン酸エステル（リンデロン®）などを準備しておく。

◉ 症状の把握と不安の緩和

手術への不安や精神的ストレスは，喘息発作の誘発や急性増悪の可能性がある。看護師は，患者の精神状態を観察し，不安を軽減するための声かけやタッチングなどの患者に適したケアを心掛ける。

◉ 生活習慣や体質

◉ 上気道感染

上気道感染があると，導入時や術中の刺激により喘息が誘発される可能性が非常に高くなるため，上気道感染を起こしている場合は手術の中止も考慮される。回復後も2週間程度は上気道の過敏性が亢進するため，手術前には気道感染症の有無を確認し，上気道感染症が考えられる場合は医師に報告する必要がある。

◉ 喫煙

喫煙は，気道の炎症を引き起こし気管支の血管透過性を亢進させる。そのため，肺機能低下や気道過敏性の亢進が起こり喘息症状を増悪させる。また，吸入ステロイドの効果を減弱させるなど，喘息を重症化させる因子となる。禁煙後，気道過敏性が正常に戻るには5～10日間かかるため2週間以上の禁煙が望ましい。術前には本人から喫煙状況や禁煙期間に関する情報を得る必要がある。

◉ 麻酔方法と既往歴によるリスク

麻酔は，脊髄くも膜下麻酔・硬膜外麻酔は喘息患者に対し良い適応だが，痛みや不安は気管支痙攣を誘発するため，不安の軽減と十分な鎮痛を図るようなかかわりが看護師に求められる。気管挿管は気管支痙攣の誘発因子であるため，全身麻酔時の挿管・抜管時は特に注意が必要である。マスクやラリンジアルマスクなどの声門上器具は気管への刺激が少ないため，気管支痙攣の発生リスクが低い[2]と言われているが，発生時にはすぐに対応できるように準備をしておく。

また，既往歴に循環器系疾患がある患者は，術中管理においてβ遮断薬が必要な場合がある。それにより喘息発作が誘発される可能性があるため，早期の対応ができるよう注意が必要である。

発作の徴候

発生時には迅速な対応が求められるため，次のような喘息発作の徴候を把握しておく。

図3 喘息患者のカプノグラム

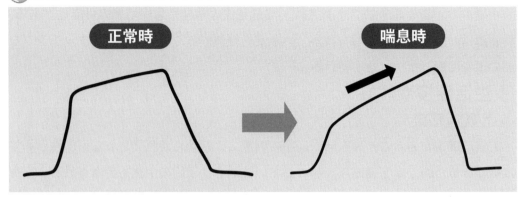

● 喘鳴の出現，呼吸音の変化

喘息発作では，気管支呼吸音，気管支肺胞呼吸音でヒューヒューと高めの連続する音が聞こえる（笛声音）。軽症では呼気のみで聴取され，重症では呼気・吸気の両方で聴取される。意識下では努力呼吸や陥没呼吸が見られるため，呼吸状態の観察と呼吸音の聴診ができるよう準備しておく。

● カプノグラムの波形変化

気管の狭窄がある場合，カプノグラムの立ち上がりがなだらかになり，プラトー部分が右肩上がりの波形になる（**図3**）。気管が気管支痙攣により完全閉塞した場合はカプノグラムの波形が消失する。

● 一回換気量の低下
● 気道内圧の上昇
● SpO_2低下

発作の徴候が見られた場合は，喘息発作が原因か，他の要因があるのかを鑑別する必要がある。気道抵抗の上昇は喘息だけでなく，挿管チューブや蛇管の屈曲，片肺挿管，喀痰の貯留が原因の場合もある。チューブや蛇管に屈曲がないか，挿管チューブの深さはどうか，痰が吸引できないかなどを確認し，対応する必要がある。

発作時の対応

①麻酔を深くする（軽度の気管支痙攣は麻酔を深くすることで改善する。吸入麻酔薬の濃度を上昇させるか，プロポフォール，ケタミン塩酸塩を投与する。ケタミンは気管支拡張作用があるが気管分泌物が増えるため注意が必要）

図4 吸入補助器（スペーサー）

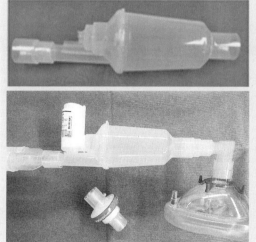

スペーサーの中に薬を噴霧し，その後吸入補助器をくわえて薬剤を吸い込む。
スペーサーから直接吸入できるようにすることで，必要な吸気が少なくて済むほか，噴霧と吸気のタイミングを合わせる必要がなくなるといった利点がある。

● 吸入補助器を使用した方がよい患者
- 呼吸する力が弱い患者
- 呼吸のタイミングを上手に調節できない患者（小児や高齢者に多い）
挿管中の患者では必須である。

②β受容体刺激薬の使用（麻酔回路に専用のスペーサーを接続して投与）（図4）
③テオフィリン薬の静脈内投与
④ステロイドの使用
⑤エピネフリンの局注・皮下注
⑥抗コリン薬の使用（副交感神経が興奮すると気管支は収縮する。副交感神経は神経伝達物質であるアセチルコリンによって興奮するので，アセチルコリンを阻害することで気管支の収縮が抑えられ，気管支が拡張する）

麻酔覚醒時

　麻酔が浅い状態での挿管チューブによる刺激は発生原因となりやすいため，深麻酔下での抜管や覚醒下抜管，深麻酔時に挿管チューブをラリンジアルマスクへ入れ替えておくなどの方法がある。口腔内吸引や胃管吸引は気管支痙攣を誘発するため，こちらも深麻酔時に行う。抜管時の気管支痙攣予防には，短時間作用性吸入β刺激薬の覚醒前投与やリドカインの静脈内投与がある。抜管時もすぐにβ刺激薬の投与ができるように準備をしておく必要がある。抜管後の気管支痙攣に対しては通常の喘息発作と同様の治療を行う。治療が困難な場合は再挿管となることがあるので，抜管後も再挿管に対応できるように準備しておく。

術後管理

　術中に発作がなかった場合や軽発作があったが症状が寛解し，呼吸状態がコントロールされている場合は，喘息のない患者と同様の術後ケアでよい。用手換気がほとんどできないような重篤な発作に気胸を合併するなどし，動脈血二酸化炭素分圧（$PaCO_2$）が維持できない場合などは，体外循環による呼吸循環補助が考慮されることがある。

引用・参考文献
1）仲宗根正人：呼吸器疾患の検査値・データ，OPE NURSING，Vol.33，No.10，P.36～43，2018．
2）日本麻酔科学会・周術期管理チーム委員会編：周術期管理チームテキスト　第3版，P.360～362，日本麻酔科学会，2016．
3）石丸直人：呼吸器合併症のリスク評価と呼吸器疾患の周術期管理，レジデントノート増刊，Vol.18，No.5，P.134～139，2016．
4）一般社団法人日本アレルギー学会喘息ガイドライン専門部会監修，「喘息予防・管理ガイドライン2018」作成委員会作成：喘息予防・管理ガイドライン2018，協和企画，2018．
5）今野哲：喫煙と成人喘息，COPD，アレルギー，Vol.64，No.8，P.1127～1134，2015．
6）川崎貴士：呼吸器系疾患，OPE NURSING，Vol.32，No.2，P.21～27，2017．
7）佐藤倫祥他：麻酔維持，OPE NURSING，Vol.32，No.9，P.50～51，2017．
8）新実彰男：喘息の診断と治療―ガイドラインをふまえて，月刊薬事，Vol.35，No.3，P.29～34，2014．
9）長谷川佳代：呼吸器系疾患，OPE NURSING，Vol.30，No.7，P.47～50，2015．
10）武田純三編：新合併症患者の麻酔スタンダード―他科依頼にいかに答えるか，P.21～29，克誠堂出版，2017．
11）大塚将秀：喘息，レジデントノート増刊，Vol.15，No.5，P.240～247，2013．

③ 虚血性心疾患

玉木裕二

初心者／新人

心臓の働き

　心臓は，筋肉でできた握りこぶし大の臓器で，1分間に約60～80回，1時間に約3,600～4,800回，1日に約86,400～15,200回も収縮と拡張を繰り返して，全身に血液を送り出している。この心臓を動かす心筋に，エネルギー源となる酸素を豊富に含んだ血液を届けているのが，栄養血管となっている冠動脈と言われる血管である。

冠動脈

　冠動脈（**図1**）は大動脈の根部から分岐し心臓の外側を走行して，心臓に入り込み心筋の栄養血管となっている。冠動脈は，右冠動脈と左冠動脈に分かれ，左冠動脈は左前下行枝・左回旋枝に分かれる。一般的に3本の血管に分かれ，それぞれが心臓の各部位を養っている。

虚血性心疾患とは

　虚血性心疾患とは，冠動脈が何らかの原因で狭窄したり，閉塞したりすることで

図1　冠動脈

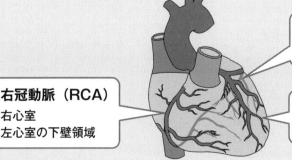

心臓に十分な血液が流れなくなる病気を言う。

　冠動脈が狭窄・閉塞を起こすと，心臓を動かす筋肉（心筋）に十分な栄養（酸素）が届かず酸欠状態に陥り，正常に動くことができなくなる。心筋が虚血に陥るような疾患を総称して虚血性心疾患と言い，虚血性心疾患はその病態により，狭心症と心筋梗塞に大別される。

● 狭心症

　冠動脈の血管が狭窄して心筋に十分な血流が行かなくなり，一時的に酸素が不足する疾患を，狭心症と言う。心筋は虚血になっているが壊死は起こしていない。心筋の障害は一過性で可逆性の状態であり，虚血が解除されれば完全に回復する。

典型的な症状：突然の胸の痛み・押しつぶすような圧迫感
非典型的な症状：みぞおち，背中，肩，顎，歯などの放散痛
あいまいな症状：胸の不快感，息苦しさ，冷や汗，吐き気
心電図波形：ST低下（**図2**）

● 心筋梗塞

　冠動脈にできた血栓や冠攣縮により冠動脈の末梢側の血流が途絶え，完全に閉塞すると，血流が途絶え，心筋が壊死する。この状態を心筋梗塞と言う。

　冠動脈の血流が途絶えると，栄養領域の心筋は急速に壊死していき，梗塞が解除されても，心筋が不可逆性な壊死に陥っている。

症状：狭心症と同様の胸痛や心窩部・肩・腕の放散痛など，そのほとんどが狭心症と比較にならないほど強烈で，30分以上持続する。

　呼吸困難・意識消失を伴うこともあり，患者は死への絶望感や強い不安を伴う。
心電図波形：ST上昇（**図3**）

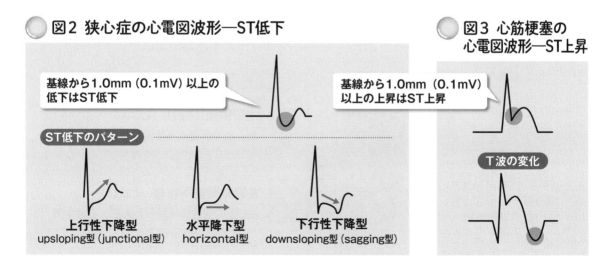

● 図2 狭心症の心電図波形—ST低下

● 図3 心筋梗塞の心電図波形—ST上昇

新人看護師の看護の視点

まずは虚血性心疾患の基礎知識を学び，既往歴，症状，心電図波形，採血結果，心エコーから，術前の虚血性心疾患を把握できるようにすることが重要である。また，既往歴に虚血性心疾患がある場合や，症状や心電図波形から虚血性心疾患を疑った場合は，発症状況の把握が重要となる。労作時なのか，安静時なのか，発症状況を確認し，症状の程度と頻度，内服薬の有無，治療中なのか未治療なのかについて事前にアセスメントしておくことが必要である。

さらに，術前検査の心電図波形から術前・術中・術後にどのような変化があったか，把握できるようにモニターを観察しておくことが求められる。

一人前

狭心症の分類

● 発生機序から見た分類
● 冠動脈硬化性狭心症

狭心症の原因で最も多いとされているのは動脈硬化である。冠動脈にコレステロールが蓄積すると，こぶ状の粥腫ができる。これをアテロームと言い，冠動脈の内腔が狭くなる原因となる。アテローム（こぶ状の粥腫）により内腔が狭くなって起こる狭心症を器質性狭心症と言う（**図4**）。

また，アテローム（粥腫）周囲の膜が破綻し一過性の血栓ができ，血栓が血管を狭くさせている場合を冠血栓性狭心症と言う（**図5**）。

● 冠攣縮性狭心症（異型狭心症）

動脈硬化と関係なく，血管が急に細く，狭くなる現象を血管攣縮（スパズム）と言い，これが冠動脈で起こることを冠攣縮と言う。冠攣縮が起こると，心筋に十分

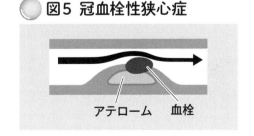

図4 器質性狭心症　　図5 冠血栓性狭心症

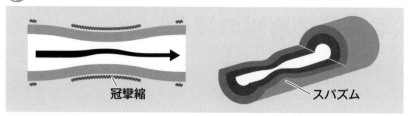

図6 冠攣縮性狭心症

な血液が届かずに狭心症を引き起こす。この病態を冠攣縮性狭心症または異型狭心症と言う（**図6**）。

発生の誘因から見た分類

労作性狭心症

狭心症のうち最も基本的なものであり，運動や精神的興奮など，心筋がより多くの血液（酸素）を必要とする時に十分な血液が流れずに発作が起こることを，労作性狭心症と言う。

安静時狭心症

夜間・早朝・朝方などの就寝時・安静時に発作が起こるのを，安静時狭心症と言う。冠攣縮性狭心症（異型狭心症）が原因とされる。

臨床経過から見た分類

安定狭心症

狭心症発作・症状が3週間以上安定しているものを安定狭心症と言う。

不安定狭心症

冠動脈内血栓形成や冠攣縮により，冠動脈の血流量が急激に減少し，発作・症状が発生する。最近3週間以内に発症または増悪した状態であり，冠動脈の短時間閉塞や非閉塞（高度狭窄）で起こる狭心症を不安定狭心症と言う。

心筋梗塞の前駆症状とも呼ばれ，長時間の閉塞ないし狭窄で急性心筋梗塞に移行しやすいと言われている。

心筋梗塞の臨床所見

急性心筋梗塞を発症すると，時間的経過により**表1**のような心電図波形と血液データの変化が見られる。

①T波増高

幅が広く，先鋭化した陽性T波を超急性期T波と言う。ST部分はT波に引き上

表1 急性心筋梗塞発症後の心電図波形と血液データの変化

発症からの時期	心電図波形の変化		血液データの変化	
			上昇開始時期	正常化
急性心筋梗塞直後	①T波増高			
発症数分～2,3時間	②ST上昇		WBC,ミオグロビン	2,3日～7日
4時間～24時間	③異常Q波		トロップT, CK, AST, LD	3～7日
2～3日	ST下降・T波増高・異常Q波		CRP	21日
1～4週以降	④冠性T波・異常Q波			
1年後	異常Q波			

げられるような形で上昇する。心筋梗塞直後に生じ心筋虚血を表す。基線より12mm以上の上昇をT波増高と判断する。

②ST上昇

全層性心筋障害を表し，上方凸のST上昇を示す。R波の下降脚が基線に達するよりも上方でSTに移行する。基線より1.0mm（0.1mV以上）の上昇があればST上昇と判断する。

③異常Q波

心筋壊死を表し，aV_R以外の誘導における幅が0.04秒以上，深さがR波以上のQ波を異常Q波と言う。

④冠性T波

非全層性心筋障害を表し，左右対称の深く鋭く尖った陰性T波と定義される。

冠動脈責任部位による心電図変化

冠動脈それぞれの栄養責任部位により心電図変化は異なるため，理解しておく必要がある（**表2**）。

表2 冠動脈責任部位による心電図変化

冠動脈	血管支配領域	心電図変化
右冠動脈	右心室・左心室の下壁領域	下壁：Ⅱ・Ⅲ・aV_F　　右冠動脈近位部病変：V1
左前下行枝	左心室の前壁領域から心尖部・心室中隔	前壁：V2～V4　　心基部：Ⅱ・Ⅲ・aV_F 心尖部・心室中隔：V5・V6
左回旋枝	左心室の側壁領域・後壁領域	側壁：Ⅰ・aV_L・V5・V6 後壁：V7～V9誘導（背側部誘導）

天野英夫：心筋梗塞—見落としやすい心筋梗塞の心電図, 循環器ジャーナル, Vol.65, No.2, P.355～359, 2017.

● 右冠動脈病変

　主に下壁の梗塞で，Ⅱ・Ⅲ・aV_Fに T 波増高，ST 上昇，異常 Q 波を認める。特にⅢ誘導で変化が大きく，対側変化として，前胸部誘導のST低下を認める。冠動脈近位部病変で右室梗塞を合併している場合は右室に対応するV1のST上昇を認める。ただし，時間経過によりST上昇が軽減するため，有用なのは発症早期のみである。右室梗塞があれば補液量を増やす必要がある。

● 左前下行枝病変

　左室前壁中隔に梗塞を来し，V1～V4にT波が増高し，ST上昇，異常Q波を認める。特に左室下行枝近位部病変では，心基部梗塞が認められるため対側変化として下壁誘導のⅡ・Ⅲ・aV_FのST低下を認める。遠位部梗塞では，心基部梗塞は認められないため，対側変化を認めない。

● 左回旋枝病変

　主に側壁の梗塞で，Ⅰ・aV_L・V5・V6に心電図変化を認める。後壁梗塞などは心電図変化を来さない可能性もある。その場合，後壁に対応するV7～V9誘導（背側部誘導）を計測し，ST上昇を確認する必要がある。胸痛の程度，経時的な採血による心筋逸脱酵素測定および心電図検査を行う。

心筋梗塞による合併症

　急性心筋梗塞には多くの合併症がある。三大合併症は，致死的不整脈，心不全，心原性ショックの３つである。

● 致死的不整脈

心室性期外収縮（premature ventricular contraction：PVC）は約半数以上で認められ，約2割で心室細動（ventricular fibrillation：VF），心室頻拍（ventricular tachycardia：VT）に移行する症例がある。PVCの連発やRonT，QT延長を認める場合には注意が必要となる。VT・VFなどの致死性不整脈を起こした場合には，速やかに心肺蘇生（cardiopulmonary resuscitation：CPR）が必要となる。その予兆を察知した段階で，まずはマンパワーの確保を行い，電気的除細動や救急カートを準備できれば早急な対応が可能となる。

高度房室ブロックは約1割で認められ，アトロピン®やβ刺激薬などの薬剤や一時的経皮ペーシングが必要となる。マンパワー（循環器内科医や臨床工学技士を含む）の要請や一時的経皮ペーシング，救急カート，電気的除細動器などの準備が必要となる。

● 心不全

うっ血性心不全は急性心筋梗塞の約3割の症例に認められる。梗塞により壊死した心筋は収縮能の低下を来し，心拍出量の低下，左室拡張期圧の上昇を起こす。それにより肺うっ血，低酸素血症，さらなる収縮能の低下が起こり，病変を一段と悪化させる。下壁梗塞に右室梗塞を合併した場合には右心不全症状（肝腫大や浮腫）を呈する。

● 心原性ショック

心原性ショックは急性心筋梗塞の約1割で認められ，広範な心筋梗塞で心拍出量が低下し，血圧低下を招く。昇圧薬の使用や大動脈バルーンパンピング（intra-aortic balloon pumping：IABP），経皮的心肺補助装置（percutaneous cardiopulmonary support：PCPS）の使用が必要となる場合もあり，心室中隔穿孔や心破裂，乳頭筋不全からの急性僧帽弁逆流を伴う時には死亡率が80％以上と予後不良となる。

非ST上昇型

冠動脈の高度狭窄や閉塞が存在しても側副血行路からの血流などで完全には血流が遮断されていない場合は，ST上昇を認めない場合がある。これを非貫壁性心筋障害と言い，貫壁性心筋障害の場合にはST上昇を示すが，心内膜下筋層に限局する非貫壁性心筋障害はST低下を生じる。心筋障害の程度が強い場合はST低下の程

度が強く，ST低下の誘導も多く，ST低下は遷延化する。予後不良とされるため，注意を要する。

心筋梗塞のうち，ST上昇を示す例は約50％のみで，約40％は非特異的な心電図異常，約10％は正常心電図と報告されている[1]。ST低下，陰性T波，新たに出現した脚ブロックなどについて採血結果や症状と照らし合わせしっかり評価する必要がある。

ベテラン看護師の視点

虚血性心疾患を抱えた患者が，麻酔・手術・手術体位によってどのような影響があるか理解し，術中に起こり得るリスクを想定してモニターし対応することが求められる。また，そのリスクを麻酔科医師・執刀医師と情報を共有し，迅速な対応ができるようにしておく必要がある。必要時は循環器内科，臨床工学技士などの他職種とも連携を図りスムーズに対応できる環境整備が求められる。

心筋梗塞の既往のある患者は周術期に再梗塞を起こすリスクが高いと言われている。非心臓手術の施行に関しては，心筋梗塞後4～6週待つことが推奨される[2]。

不安定狭心症や，急性心筋梗塞などの急性冠症候群を発症している患者では，術前に経皮的冠動脈インターベンション（percutaneous coronary intervention：PCI）あるいは冠動脈バイパス術（coronary artery bypass grafting：CABG）を優先する。PCIにてステント留置を行った患者は，抗血小板薬を内服しなければならない。抗血小板薬の術前の休薬に関しては，休薬によるリスクを十分に考慮し麻酔科医師・主治医と十分な協議が必要となる。

術後管理ではST変化での発見が重要となるが，経時的にどのような変化が起こっていくかを知っておくことも重要となる。心筋虚血が起こると，心筋の壁運動異常（心エコーで心筋壁の動きに異常が出ることが確認できる），心電図異常（心電図上のST部分に変化が現れる），胸痛が認められる。

術中・術後モニターは原則的にⅡ誘導でモニタリングしていることが多い。しかし，Ⅱ誘導だけでは限られた部位の変化しかとらえることができないので，ST変化を観察することに加え，症状（胸痛など）やそのほかのバイタルサインと照らし合わせて観察する必要がある。また，術前から心筋虚血のある患者には，Ⅱ誘導のみならず胸部誘導もモニターする方が安全である。

● 術中の観察ポイント
● 麻酔導入
　導入に使用する麻酔薬の血管拡張作用・心収縮力低下により低血圧を来しやすく，特に高齢者の場合などは，急速な低血圧が生じることも多い，低血圧に伴う心筋虚血によるST変化を生じる場合がある．

● 挿管後～手術
　気管挿管や手術による刺激に対して，麻酔薬が十分量投与されていない場合は，頻脈に血圧上昇が伴うことがある．心筋酸素消費量は増加し酸素需要が高まり，冠攣縮性狭心症や労作性狭心症が起こる可能性もある．

● 手術中
　手術中に酸素需要が増加する因子として，体位や腹腔鏡・胸腔鏡の気腹ガス，胸腔内圧が上昇する場合や痛み刺激に対し麻酔深度が浅い場合などがある．心収縮力の過剰な増加と頻脈があり，心筋の酸素消費量は上昇し需要が増える．冠血流を低下させる因子としては，麻酔作用によって交感神経系・内分泌系が抑制されることで低血圧，徐脈がある．いずれの場合も需要と供給のバランスが崩れ心筋虚血となり得る．

● 麻酔覚醒～抜管
　覚醒・抜管から退室時に鎮痛不足であれば，高血圧や頻脈が生じることがある．挿管・手術時と同様に，心筋虚血によるST変化に注意しておく必要がある．術前・手術室入室時・麻酔導入前の心電図波形をレコーダーしておくことで，ST変化の早期対応につながる．冠攣縮など貫壁性の心筋虚血が生じればSTは上昇し，心室細動や心室頻拍など重要な不整脈が生じ心肺蘇生が必要となる場合もある．救命には早期対応が必須であるため，「想定する」「モニターする」「対応する」ことが重要となる．

引用・参考文献
1）天野英夫：心筋梗塞―見落としやすい心筋梗塞の心電図，循環器ジャーナル，Vol.65, No.2, P.359, 2017.
2）日本麻酔科学会・周術期管理チーム委員会編：周術期管理チームテキスト 第3版，P.358，日本麻酔科学会，2016.
3）前掲1），P.355～359.
4）日本麻酔科学会・周術期管理チーム委員会編：周術期管理チームテキスト 第3版，日本麻酔科学会，2016.
5）木原康樹他：特集 新人スタッフ必見！ひと目で理解&超かんたん 循環期疾患のまるわかりノート，ハートナーシング，Vol.31, No.4, 2018.
6）医療情報科学研究所編：病気が見える Vol.2 循環器 第3版，P.100～116，メディックメディア，2010.
7）日本麻酔科学会・周術期管理チーム委員会編：周術期管理チームテキストQ&A，日本麻酔科学会，2014.

4 腎不全

松原昌城

 初心者／新人

　薬剤の多くは，肝臓で代謝され腎臓で排泄される。腎機能が低下している患者では，腎臓で排泄されるはずの薬剤が排泄しきれずに体内に残留し，血中濃度を維持して薬効増大や作用延長となる可能性がある。特に手術中においては，麻酔作用の延長や薬剤投与によるさらなる腎機能の悪化，輸液過多による心不全・肺水腫にも注意を要する。

腎機能の評価

　公益財団法人日本医療評価機構の医療安全情報 No.145（2018年12月）にて，「腎機能低下患者への薬剤の常用量投与」[1]が公表された。腎機能が著しく低下している患者に対して，常用量の薬剤投与を行い，患者に影響をもたらした事例が紹介されている。このような事例を防止する取り組みとして，医師は腎機能を把握してそれに応じた用量で処方し，薬剤師は調剤時に腎機能を確認するとされている。患者に薬剤投与を行う可能性がある看護師も患者の腎機能を把握しておく必要がある。

　腎機能を評価する指標として，血中クレアチニンと推定糸球体濾過量（eGFR）を理解しておく。クレアチニンとは，筋肉細胞内にあるクレアチンの代謝物質であり，一定量が腎排泄されている。このクレアチニンが腎排泄されずに血中に残存すると，血中クレアチニン値が上昇し，腎臓での濾過ができておらず障害があることが疑われる。しかし，人間はそれぞれ筋肉量が違うために，筋肉量が少ない寝たきりの高齢患者はクレアチニン値が低くなってしまい，腎機能低下が見逃されてしまう可能性がある。そこで，標準的な体型（170cm，63kg）の体表面積（1.73m^2）で筋肉量を補正して，かつ年齢や性別で個体差を補正し，クレアチニン値を用いて計算したのが，「推定糸球体濾過量（eGFR）」で，慢性腎臓病（CKD）の重症度が判定できる。なお，標準体形ではない患者では測定値が過大・過少評価される。糸球体濾過量とは，糸球体が1分間にどれくらいの血液を濾過し，尿をつくれるか

を示す。本来の糸球体濾過量の計測には、クレアチニンやイヌリンを用いたクリアランスを行う必要があり、これには24時間蓄尿が必要で、入院日数が短縮されている現代においては困難であることが多い。そのため、糸球体濾過量をクレアチニン値や年齢、性別を用いた推定値として計測し、代用されている。手術前にはクレアチニン値と推定糸球体濾過量を確認しておく[2]。

透析患者と手術

　透析を実施している患者においては、手術予定日を透析の間に設定し、電解質や体重をコントロールしておく必要がある。シャントを造設している患者においては、シャントが閉塞すると透析が実施できなくなるため、シャントを閉塞させないように保護する必要がある。そのため、シャント側を識別できるようにして、マンシェットや点滴、採血は対側になるように調整する。シャントは手関節部に作成されていることが多いが、肘関節に作成されていることもあるので、手術前に場所を確認しておく。手術中には、シャントを保護できるようなドーム型やL字型のカバーを使用する。仰臥位で上肢を体側に沿わせている場合にも、医師の身体で押してしまわないようにL字型のカバーを使用する。さらに、体位によって圧迫されていないか30分ごと、60分ごとなどと時間を決めて、適宜スリル・シャント音を確認することを徹底する[3]。

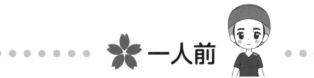
一人前

術中の観察, 注意点

●乏尿

　手術中には、麻酔薬と手術に伴い尿量は減少する。麻酔薬による糸球体濾過量や腎血流量の減少、手術による出血や交感神経優位などが原因である。0.5mL/kg/hr未満の尿量であれば乏尿とされる[4]。1時間ごとに尿量と尿の色調を観察し、少量かつ茶褐色であれば循環血液量の不足を疑う。腎機能低下患者は、尿量が減少し輸液量が多くなると、輸液負荷により心不全や肺水腫を発症する可能性がある。

● 腎性貧血

また，腎機能低下に伴い腎性貧血を起こしている可能性がある。腎臓はエリスロポエチンというホルモンを産生する。エリスロポエチンは赤血球を産生する働きをするが，腎機能低下に伴いエリスロポエチンの産生低下が起こり，赤血球が産生されずに貧血となる。これを腎性貧血と呼ぶ[5]。腎機能が低下している患者においては，同時に貧血傾向がないか検査データ（Hb，Hct値）や貧血症状（疲れやすい，ふらつき，動悸，息切れなど）を観察する。必要に応じて，術前の輸血が考慮される。

● 高K血症

腎機能低下患者では高K血症にも注意が必要である。本来は尿中に排泄されるはずのKが排泄されにくくなり，Kの血中濃度が上昇する。高K血症は，生命の危機に至る可能性があるため，術前のK値を観察しておく必要がある。腎性貧血を伴い輸血を行う場合には，高K血症が悪化する可能性があるので，注意を要する。

また，高K血症の患者では，グルコース・インスリン療法（以下，GI療法）を行うことがある。インスリンには血中から細胞内にブドウ糖を取り込んで血糖値を下げる作用があるが，この際に血清中のKを細胞内に取り込みK値を下げる。低血糖にならないためにグルコースが一緒に投与される。腎機能が低下している患者はインスリンの分解が遅いので，GI療法を行った際は低血糖状態が蔓延する可能性があり注意を要する。

● 薬剤性腎障害

薬剤性腎障害とは，「薬剤の投与により，新たに発症した腎障害，あるいは既存の腎障害のさらなる悪化を認める場合」と定義されている[6]。臨床所見としては，急速な腎機能の低下が多く，原因となる薬剤は手術室内で使用するものも多い。以下に一部を掲載する。

抗菌薬

抗菌薬は主に腎臓で排泄されるために，腎機能が低下している患者では作用の延長や副作用の出現が生じやすくなる。腎機能が低下している患者においては，主治医に報告し，抗生剤の投与量や投与間隔を確認する必要がある。

造影剤

造影剤は腎臓で排泄されるために，腎機能が低下している患者においては造影剤投与後にさらなる腎機能の低下が生じることがある。これを造影剤腎症と呼び，造影剤使用後72時間以内に多く発症し，血清クレアチニンが上昇する。造影剤を使

用した際は，輸液の投与量を増加したり，尿量の減少がないか観察したりし，継続看護として造影剤を使用したことを病棟看護師に申し送る必要がある。

NSAIDs

プロスタグランジン合成抑制作用により腎血流量が低下し，腎機能が悪化する。選択可能であれば鎮痛にはアセトアミノフェンを使用する。

引用・参考文献

1）公益財団法人日本医療評価機構：腎機能低下患者への薬剤の常用量投与，医療安全情報，No.145，2018年12月．
  http://www.med-safe.jp/pdf/med-safe_145.pdf（2019年6月閲覧）
2）日本麻酔科学会・周術期管理チーム委員会編：周術期管理チームテキスト 第3版，P.183，日本麻酔科学会，2016．
3）草柳かほる，久保田由美子，峯川美弥子編著：手術室看護―術前術後をつなげる術中看護，P.90～91，医歯薬出版，2011．
4）前掲2），P.363．
5）慢性腎臓病患者における腎性貧血治療のガイドライン改訂ワーキンググループ編：2015年版日本透析医学会 慢性腎臓病患者における腎性貧血治療のガイドライン，日本透析医学会雑誌，Vol.49，No.2，P.109，2016．
6）薬剤性腎障害の診療ガイドライン作成委員会：薬剤性腎障害診療ガイドライン2016，日本腎臓学会誌，Vol.58，No.4，P.491，2016．

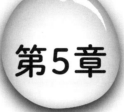

第5章

特徴のある麻酔における看護

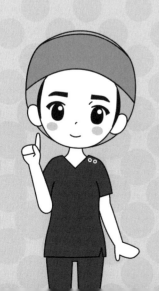

1 肥満

岩瀬文恵, 川崎恵理子

初心者／新人

　肥満患者は, 高血圧, 脂質異常症, 糖尿病, 睡眠時無呼吸などの併発症を抱えていることが多く, 麻酔, 手術においても一連の課題を抱えている。そのため, 非肥満患者では必要とされない特定の周術期管理が必要となる。BMI (body mass index) 25kg/m² 以上が肥満とされており, 30kg/m² を超えると麻酔や術後に重大な影響が出ると言われることが多い。肥満患者の麻酔, 手術による影響と周術期看護のポイントを述べる。

肥満の判定

　肥満の判定基準については, 現在, 日本をはじめ国際的にも体重 (kg)/(身長〈m〉)² で算出される body mass index (BMI) が用いられている。

肥満の定義

　WHOの診断基準では, BMI30kg/m² 以上を肥満と定義している[1]が, 日本人は軽度の肥満でも2型糖尿病などをはじめとした生活習慣病を発症しやすいため, 日本肥満学会ではWHO基準をそのまま適応せずにBMI25kg/m² 以上を肥満と定義し, BMIが5上がるごとに肥満1度・2度・3度・4度と分類している (**表1**)。

表1 肥満度分類

BMI (kg/m²)	判定
<18.5	低体重
18.5≦～<25	普通体重
25≦～<30	肥満 (1度)
30≦～<35	肥満 (2度)
35≦～<40	肥満 (3度) = 高度肥満症
40≦	肥満 (4度) = 高度肥満症

日本老年医学会「高齢者の生活習慣病管理ガイドライン」作成ワーキング：高齢者肥満症診療ガイドライン2018, 日本老年医学会雑誌, Vol.55, No.4, P.474, 2018.

＊ただし, 肥満 (BMI≧25) は, 医学的に減量を要する状態とは限らない。なお, 標準体重 (理想体重) はもっとも疾病の少ないBMI22を基準として, 標準体重 (kg) = 身長 (m)² ×22で計算された値とする。

＊BMI≧35を高度肥満と定義する。

BMI35kg/m²以上で健康障害を合併しないケースは稀であり，合併していないとしても減量を行わなければ将来の健康障害は不可避である。そのため，BMI35kg/m²以上は原則すべて治療対象として考えるべきであると言われている[2]。

肥満症に関連する合併症

● メタボリックシンドローム

日本では，ウエスト周囲長が男性85cm以上，女性90cm以上で血圧・血糖・脂質のうち2つ以上が基準値を超えると，メタボリックシンドロームと診断される[3]。

● 高血圧

肥満症の主要な合併症で，循環血液量の増加，心拍出量の増加，そして血管コンプライアンスの低下などの結果，BMIの増加に比例して高血圧に罹患しやすいと言われている[4]。

● 耐糖機能障害

BMI40kg/m²以上で2型糖尿病の罹患率が7割という報告がある[5]。内臓脂肪の増加がインスリン抵抗性と2型糖尿病に関連するだけでなく，手術ストレスによる神経内分泌反応が末梢のインスリン抵抗性と糖新生を招き，インスリン分泌も傷害し高血糖になる。極端な高血糖は高浸透圧と脱水を招くので注意が必要である。また，周術期高血糖は手術部位感染（surgical site infection：SSI）の危険因子でもある。

● 脂質異常症

BMIが高いほど高コレステロール血症になりやすく，中心性肥満で総コレステロールとLDLが高値，HDLは低値を示す。

● 閉塞性睡眠時無呼吸症（obstructive sleep apnea：OSA）

肥満は睡眠呼吸障害を引き起こす重要な危険因子である。OSA患者の約70％は肥満であると報告されている[6]。OSAは気道閉塞だけでなく，慢性的な低酸素血症による多血症，高血圧，右心不全，不整脈などの原因となり，心血管系リスクを大きくする。

● 呼吸機能低下

肥満による内臓脂肪の蓄積により横隔膜が挙上し，機能的残気量（functional residual capacity：FRC）減少，肺・胸郭のコンプライアンスの減少，呼吸筋力の低下，換気血流比不均衡などが起こる。さらに，肥満患者は，咽頭周囲の軟部組

織の増大に伴う上気道の狭小化，咽頭開大筋（主にオトガイ舌筋）の活動低下といった特徴があり，上気道が閉塞しやすくなる。これらの変化はBMIの増加と共に顕著になり，その結果，肥満患者では周術期呼吸器合併症のリスクが増える。

● 心血管系疾患

　肥満により心拍出量の増大，循環血液量増大，交感神経の緊張などの心血管系変化が起こる。さらに，血圧や脈拍の上昇，左室肥大，虚血性変化，血管収縮，内因性カテコールアミンの上昇が起こりやすくなる。これらにより左房が拡大し，心房細動（atrial fibrillation：AF）になりやすい。左房拡大は，BMIの増大と相関し，心房細動（AF）の予測因子となり得ることも報告されている[7]。

術前評価

● 気道評価

　肥満患者は軟部組織の増大が最大の特徴であるが，これは気道だけでなく頭・顔・下顎・頸部にも認められることが多い。頸部後屈困難，OSAの合併など，肥満患者は多くの要因から気道確保困難になりやすい。2014年に日本麻酔科学会より『日本麻酔科学会気道管理ガイドライン2014（日本語訳）より安全な麻酔導入のために』が発表された。肥満患者においても同様にこれらを適用して考えることができる。詳細は，第2章 術前の評価「気道系の評価」〈P.16〉を参照。

● 呼吸機能評価

　喫煙歴，運動耐容能，低換気の問診を行う必要がある。

● 心機能評価

　心血管系疾患の既往のある患者の評価については，その検査結果から分かる重症度に応じて，麻酔方法や術中術後のモニタリング方法が変わるか，術式や手術範囲が変わるか，さらには術後のアウトカムが向上するか，結果によっては追加の術前治療が必要になるかを常に考える必要がある。

● 耐糖能障害の評価

　術前検査として空腹時血糖値は必須である。HbA1cは血糖コントロールの程度を見る上で測定意義がある。インスリン使用中の患者については種類，レジメン，回数，インスリン投与後の血糖値，低血糖のエピソードについて確認する。経口糖尿病薬の継続・中止について，肥満患者に特別なものはなく，基本的に手術当日朝は

表2 OS-MRS

臨床的変数	ポイント
BMI≧50	1
男性	1
高血圧	1
PTEリスク（血栓塞栓症の既往，IVCフィルター留置，肺高血圧，OHS）	1
年齢≧45	1
計	

リスクの解釈	ポイント	死亡率%
低リスク	0または1	0.26%
中リスク	2または3	1.33%
高リスク	4または5	4.34%

Thomas H, et al. Systematic review of obesity surgery mortality risk score-preoperative risk stratification in bariatric surgery. Obes Surg. 2012：22（7）：1135-1140.

中止する。長時間作用型の基礎インスリンは通常，周術期にも継続される。

● リスク評価

一般的に肥満患者には多くの合併疾患がある。患者の属性やその合併疾患から術後合併症のハイリスク患者を予測した報告がある[8]。OS-MRS（obesity surgery mortality risk score）というリスクスコアリングシステムがあり，5項目に対して該当すれば各々1ポイントが与えられる。肥満手術でその術後死亡ハイリスク患者の予測性の高さが示されている（表2）。術後死亡率を把握した上で，後述する肥満への対応策を医療チーム全体で提供できるように，患者個々のリスク因子を情報収集し，情報提供することが初心者／新人の看護師に求められる。

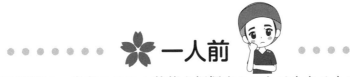

一人前看護師は，患者のリスク状態を把握することはもちろんであるが，チーム全体をコーディネートしていく役割も求められる。実際に危機に直面した時に冷静に対応すること，危機回避のための事前の打ち合わせを行うことが重要である。

麻酔が困難な患者に算定できる加算

閉鎖循環式全身麻酔重症加算評価とは，厚生労働省が定めるマスクまたは気管内挿管による閉鎖循環式全身麻酔時に麻酔が困難な患者に加算が算定できるものである。麻酔が困難な患者は，26項目の要件が定められており，麻酔前の状態により評価を行う。そこにBMI35以上の患者が含まれている。

肥満への対応

● 気道
● 問題点

　肥満患者では下顎の前方移動後も軟口蓋後壁気道の開通性が改善しないことが報告されており[9]，注意を要する。また，気管挿管困難を予測する因子は，体重やBMIよりマランパチ分類と頸部周囲長（40cm以上で要注意。60cm以上で危険）であると報告されている[10]。肥満患者において特にこの２つの項目は注意が必要である。急速導入において念頭に置くべき重要事項は，無呼吸による急速なSpO_2の低下，マスク換気困難，気管挿管困難，そして気管挿管後の換気困難である。

● 対応策

　肥満患者の全身麻酔では，どのようにして気管挿管するかが重要で，挿管困難度の評価と対策が必要となる。急速導入を行う場合は，SpO_2の低下を回避するためにまず前酸素化を厳密に行うことが必要である。マスクを密着させ100％酸素下で３分間の自然呼吸あるいは，60秒間の深呼吸を８回行った後，鎮静薬を投与する。この時100％酸素とし，マスクと顔面の間に隙間がないように注意する。

　全身麻酔導入において，最も重要なのはポジショニングである。頭の下だけでなく，外耳道と胸骨が水平になるよう上半身（背部）の下にも枕を入れ，Ramp体位またはビーチチェア体位をつくると気道が開通しやすい（図）。さらに，Ramp体位に加え約25度の頭高位とすることで機能的残気量（FRC）や気道開通性を維持させることができる。

　マスク換気においては，１人はバッグを押し，１人は両手で顎を持ちマスクを保持する２人法とすることがより安全である。マスク保持においては下顎挙上・頸部

● 図 肥満患者に全身麻酔を行う際の体位

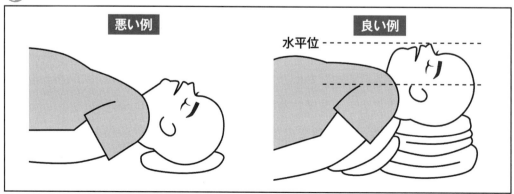

進展・開口が有用である。下顎挙上・頸部進展は咽頭の開通性を改善させるために重要であり，OSAにおいても有用と考えられている。しかし，肥満患者は，BMIが大きいほど頭部後屈・下顎挙上は困難になりやすいため，経口（経鼻）エアウェイの準備もしておく。

　また，口腔内・咽頭部の気道が狭く，顔・頭・舌が大きいなどの特徴を有し，喉頭展開困難となりやすい肥満患者に対しては，ビデオ喉頭鏡は必須のデバイスである。声門上器具において，その管を通じて気管挿管が可能（Air-Q®など）かつシール圧の高いラリンジアルマスクなどは肥満患者に有用である。特に，高度肥満やマスク換気困難が予測される場合，または誤嚥の危険性が高い場合は，意識下挿管を行う。意識下挿管は，挿管の補助器具として気管支ファイバーを用いることが標準であったが，咽頭部・喉頭部への表面麻酔を十分に行い，少量の鎮静薬を投与した状態であれば，ビデオ喉頭鏡を挿入しても声門視認までに展開操作の力が加わらず，患者に大きな苦痛を伴わせずに挿管が可能である。そのため，ビデオ喉頭鏡による意識下挿管は肥満患者にも有効であると報告されている[11]。

　気管支ファイバーによる意識下挿管は，ビデオ喉頭鏡使用の意識下挿管同様に表面麻酔を十分に行い，軽度の鎮静をしながら行う。肥満患者は咽頭が狭いため，非肥満患者よりも気管支ファイバーを進める操作で困難になりやすい。また，肥満患者には酸素投与をしながら行えるエンドスコピーマスク®（マスクの中央に気管支ファイバーを挿入できるよう穴が開いているマスク）やネーザルハイフロー®の併用が有用である。手術室看護師は麻酔科医師と連携を図り，事前に緊急気道器具の準備を行っておく。術後は抜管後の上気道閉塞が最も懸念される事象である。抜管前には，筋弛緩薬は完全に拮抗され，完全覚醒状態でなければならない。加えて，再挿管に備えた準備も必要である。回復室から退室後もSpO_2のモニタリングを可能な限り長時間続ける必要がある。モニタリングをやめるタイミングはroom airで無刺激下ないし就寝時でもSpO_2が低下しないことを確認してからである。低酸素血症を避けるためにモニタリングの必要性を申し送る。

● 呼吸
● 問題点

　肥満患者において全身麻酔導入後は，肺容量の低下，機能的残気量（FRC）がクロージングキャパシティ（CC）を下回り，細気道は容易に閉塞して無気肺となる。そして，換気血流不均衡を招き，酸素化能の低下を来しやすい。特に仰臥位や

頭低位においては機能的残気量（FRC）の低下は著しい。

●対応策

　一回換気量は6～10mL/kg（理想体重）が推奨されている[12]。高濃度酸素は吸収性無気肺を招く可能性があるため，注意を要する。通常の肺胞には酸素のほかに窒素が含まれているため，酸素のガス交換（内呼吸）をしても肺胞には窒素が残っており肺胞は虚脱しない。しかし，高濃度の酸素投与を継続すると，肺胞内に窒素が少なくなり酸素が多くなるため，酸素のガス交換（内呼吸）を行うと，肺胞内に空気がなくなり肺胞が虚脱することがある。これを吸収性無気肺と呼ぶ。

　肺陽圧換気モードは従圧式・従量式どちらかにすべきかの推奨はない。抜管前後・手術室からICUへの移動中・ICU入室後も機能的残気量（FRC）が増加するため仰臥位を避け，継続的に座位もしくは上体を30～40度起こすように心がける。ただし，血圧低下などの血行動態の悪化には注意する。

●褥瘡・神経障害
●問題点

　肥満者は余分な体重によって皮膚の敏感な部分に大きな圧力がかかる。肥満者の皮膚における研究では，潜在的炎症と真皮コラーゲンの減少が明らかとなり褥瘡発生のリスクが高いことが示されている[13]。また，過体重の負荷が加わるため神経障害にも注意が必要である。腕神経叢の過伸展による神経損傷，尺骨神経麻痺が肥満患者の手術において最も多く見られる。これはBMIの増加に比例して発生率が高まる。また，高度肥満の場合は，注意を払っていても，体重の影響だけで坐骨神経麻痺が起こったという報告もある。

　不適切な手術中のポジショニングは，呼吸器系，心血管系に大きな負担となる。特に腹臥位は身体的影響が最大となる。腹部臓器が圧排されて腹腔内圧は増大し，下大静脈の還流を悪化させる。横隔膜は頭部へ圧排されて胸郭の動きを制限し，さらなる胸腔内圧や気道内圧の上昇をもたらす。そして，心拍出量の減少，血圧低下が助長される。

●対応策

　可能な限り事前に手術室でのポジショニングを執刀医師，麻酔科医師，看護師で共有するのが望ましい。その際に体圧分散器具や固定具などの選定を行い，圧迫部位を最小限にできるよう準備を行う。特に腹臥位では，できるだけ腹部を圧迫しないように胸部と骨盤に除圧パットを置くなどの工夫が必要である。神経障害につい

ては，手術台に臥床後患者自身に体位をとってもらい，圧迫されている神経がないか，四肢の過伸展はないかなどを確認する．長時間手術になる場合は，途中で体位を変えることが勧められる．

● DVT
● 問題点

肥満患者は，動脈硬化性疾患のみならず静脈血管症（深部静脈血栓症〈deep vein thrombosis：DVT〉など）や心筋梗塞（急性冠症候群）などの血栓性疾患の頻度も高く，その機序としては肥大化した脂肪組織による血管圧迫や骨盤静脈と下肢の高い圧力などの物理的要因のみならず，血液凝固系の異常などの関与が考えられている（**表3**）．

肥満は静脈血栓塞栓症（venous thromboembolism：VTE）の危険因子であり，肺塞栓の発生が非肥満患者に比べ約2倍の頻度で多い[14]．

● 対応策

リスクレベルに応じて，弾性ストッキングの使用，間欠的空気圧迫法，抗凝固療法を行う．早期離床や積極的な運動（足関節底背屈運動）を促すことも重要である．

● 表3 肥満症に伴う血管合併症

動脈硬化性疾患	脳梗塞（アテローム血栓症，ラクナ）
	頸動脈狭窄症
	狭心症
	大動脈瘤
	大動脈狭窄症
	腎硬化症
	末梢動脈硬化症
血栓性疾患	脳塞栓症
	心筋梗塞
	深部静脈血栓症
	肺塞栓症

岸田堅：肥満症と血管合併症，日本内科学会雑誌，Vol.100，No.4，P.958，2011.

引用・参考文献

1) 日本肥満学会編：肥満症診療ガイドライン2016，巻頭図表【表A】，ライフサイエンス出版，2016.
   http://www.jasso.or.jp/data/magazine/pdf/chart_A.pdf（2019年7月閲覧）
2) 白石としえ他編：肥満患者の麻酔，P.3，金芳堂，2018.
3) メタボリックシンドローム診断基準検討委員会：メタボリックシンドロームの定義と診断基準，日本内科学会雑誌，Vol.94，No.4，P.794～809，2005.
4) 前掲2），P.65.
5) Mokdad AH, et al. Prevalence of obesity, diabetes, and obesity-related health risk factors, 2001. JAMA 2003：289（1）：76-79.
6) Schwartz AR, et al. Effect of weight loss on upper airway collapsibility in obstructive sleep apnea. Am Rev Respir Dis. 1991：144：494-498.
7) Pritchett AM, et al. Left atrial volume as an index of left atrial size：a population-based study. J Am Coll Cardiol. 2003：41（6）：1036-1043.
8) Cawley J, et al. Predicting complications after bariatric surgery using obesity-related co-morbidities. Obes Surg. 2007：17（11）：1451-1456.

9) Isono S, et al. Pharyngeal patency in response to advancement of the mandible in obese anesthetized persons. Anesthesiology. 1997：87（5）：1055-1062.
10) Brodsky JB, et al. Morbid obesity and tracheal intubation. Anesth Analg. 2002：94（3）：732-736.
11) Moore AR, et al. Awake videolaryngoscopy-assisted tracheal intubation of the morbidly obese. Anaesthesia. 2012：67（3）：232-235.
12) Acute Respiratory Distress Syndrome Network, Brower RG, et al. Ventilation with lower tidal volumes as compared with traditional tidal volumes for acute lung injury and the acute respiratory distress syndrome. N Engl J Med. 2000：342（18）：1301-1308.
13) 真田弘美他編：肥満者の皮膚における潜在的炎症と真皮構造変化との関連―肥満者における褥瘡発生リスクの非侵襲的アセスメント技術の確立および予防的看護技術の開発に向けた調査研究，大和証券ヘルス財団研究業績集（第38回），P.20～25，2011.
14) 弓削孟文監修，古家仁他編：標準麻酔科学 第6版，P.285，医学書院，2011.
15) 日本老年医学会「高齢者の生活習慣病管理ガイドライン」作成ワーキング：高齢者肥満症診療ガイドライン2018，日本老年医学会雑誌，Vol.55，No.4，P.474，2018.
16) Thomas H, et al. Systematic review of obesity surgery mortality risk score-preoperative risk stratification in bariatric surgery. Obes Surg. 2012：22（7）：1135-1140.
17) 岸田堅：肥満症と血管合併症，日本内科学会雑誌，Vol.100，No.4，P.958，2011.
18) 日本肥満学会編：肥満症診療ガイドライン2016，ライフサイエンス出版，2016.
19) 最首俊夫：手術医療の実践ガイドライン（改訂第三版）第4章 麻酔関連業務，日本手術医学会誌，Vol.40，No.suppl，P.S42-S52，2019.
20) 伊藤聡子編：基礎疾患・リスク別 ハイリスク患者の周術期看護，学習研究社，2009.
21) 並木昭義他編：手術室における麻酔・全身管理エキスパートナーシング 改訂第2版，南江堂，2000.

2 フルストマック

松本麻耶

 初心者／新人

フルストマックの原因

　フルストマック（full stomach）とは，食物残渣などの固形物や，飲み物，胃液などの消化管液などの水分が胃内に残存している状態を言う。緊急手術の際は，緊急度に応じて，飲水や食事摂取直後であっても，全身麻酔を行わなければならない時がある。フルストマックの患者では，胃内容物が逆流し，誤って気管から肺に入って誤嚥を来す危険性があるため，迅速導入あるいは意識下での気管内挿管を行う必要がある。誤嚥性肺炎は，嚥下機能障害のため唾液や食べ物，あるいは胃液などと一緒に細菌を気道に誤って吸引することにより発症する[1]。覚醒時であれば，むせて咳き込んで（咳嗽）吐き出すことができるが，全身麻酔を行うと嚥下反射，声門閉鎖，咳嗽反射などの咽・喉頭反射の消失により，誤嚥性肺炎の危険性が高くなる。

　フルストマックが起こる原因は，胃内の飲食物貯留以外にも，腫瘍などの腸管閉塞による通過障害や消化管の炎症で腸蠕動が抑制されているなどの消化管の病的状態，食道疾患また胃・食道括約筋の機能障害などが挙げられる。

　フルストマックと判断する具体的な状況を次に示す。

● 固形物摂取から6時間以内，水分摂取から2時間以内

　胃内への飲食物の停滞は3〜6時間と言われている。そのため，絶飲食時間が6時間以内に緊急手術となる場合には，麻酔に伴う嘔吐，それによる誤嚥の危険性があるため，フルストマックと判断する。

　摂食後6時間を超える場合でも，摂食直後の受傷や病気の発症などは，その時点から腸管の動きが低下し，消化管の蠕動減弱，胃消化液分泌亢進している場合があるので，フルストマックとして扱う（緊急帝王切開術，大動脈瘤破裂や解離，腹部外傷など）。

● 消化管の通過障害，病的状態

　消化管の通過障害がある場合は，絶飲食時間に関係なくフルストマックと判断する。消化管の病的状態として，幽門狭窄症，腹膜炎，腹部外傷による機能的イレウスなどによる通過障害や，上部消化管の通過障害，逆流性食道炎，膵炎などの炎症による消化管液増加，胃十二指腸潰瘍による胃酸分泌亢進，胃出血などがある。また，食道疾患，食道・胃括約筋機能の障害として，食道アカラシア，食道裂孔ヘルニア，胃全摘出術後，胃噴門側切除術後などがある。

● その他

　ほかにフルストマックと判断するものとして，妊産婦，高度肥満，腹部巨大腫瘍，アルコール摂取をしながら食事した場合などがある。アルコールを摂取すると，下部食道括約筋が緩み，食道の蠕動運動が低下するため，胃酸の逆流を引き起こし，誤嚥しやすくなる。妊産婦では特に胃内容の排泄時間が延長しているので誤嚥を起こしやすくなっている。これらの患者は，誤嚥を起こし得るすべての患者にリスクがあると言われているメンデルソン症候群（Mendelson syndrome）発症の危険性があるので，特に注意する。メンデルソン症候群の詳細は，**一人前**で解説する。

フルストマックに対する術前対策

　予定手術を受ける患者は，麻酔中の誤嚥リスクを防ぐため，絶飲食で手術に臨む。日本麻酔科学会より出されている術前の絶飲食時間は，第1章 麻酔管理とは〜総論「麻酔の基礎知識」**表5**（P.12）を参照されたい[2]。手術室看護師は絶飲食の指示が守られていることを確認する。術前にカルテ，理学所見，問診などにより誤嚥リスクについての情報収集を行い，フルストマックだと考えられる患者は，麻酔科医師と情報共有し，麻酔導入方法・挿管方法の打ち合わせを行う。胃酸分泌抑制，胃酸の酸度低下を目的として投与されるH_2受容体拮抗薬は，胃液逆流，消化管の通過障害，肥満や糖尿病などにより胃液分泌が亢進している患者で適応となる。

　緊急手術の患者は，必ず最終飲食時間を確実に確認する。患者本人は緊急手術に対する混乱や，緊急手術になった原因疾患の症状などにより，確認が困難な場合があるため，併せて家族にも確認を行う。画像検査を実施している場合は，それらの所見も参考にする。フルストマックが考えられる時には，予定手術と同じように麻酔科医師と連携をとることが重要である。

一人前

　フルストマックでの麻酔導入は，誤嚥の危険性が高いことから，麻酔導入から気管内挿管，カフへの空気注入までの時間を短縮するために，迅速導入あるいは意識下挿管を選択する。

迅速導入法（rapid sequence induction）

● 迅速導入の目的と適応

　フルストマック患者の場合に行われる麻酔導入方法で，胃内容物の嘔吐に伴う誤嚥性肺炎を予防する目的で実施される。この導入方法の利点は，誤嚥の可能性が比較的少なく，短時間で行えることである。欠点は，手技がやや煩雑になると，誤嚥や換気困難かつ挿管困難（cannot ventilate, cannot intubate：CVCI）の危険性があることである。

● 迅速導入手順の流れ

①麻酔導入前の3分間の酸素投与（脱窒素）
②作用発現時間の速い静脈麻酔薬投与
③作用発現時間の速い筋弛緩薬投与
④輪状軟骨圧迫
⑤陽圧換気（マスク換気）は実施しない
⑥気管内挿管，カフ空気（10mL程度）注入
⑦気管内挿管されていることを確認後，輪状軟骨圧迫解除

● 迅速導入手順の詳細

　自発呼吸下で十分な酸素投与（脱窒素）を行う。通常の急速導入の際に実施されるマスク換気では，肺にすべての酸素が送り込まれるのではなく，一部の酸素が食道から胃内に送り込まれる。胃に大量の酸素が送り込まれると，胃が膨張して胃内圧の上昇が見られ，内容物が逆流しやすくなる。これにより，誤嚥による窒息や誤嚥性肺炎を起こす危険性が高くなる[3]。これらの理由により迅速導入を行う場合，麻酔薬投与から気管挿管までマスク換気はしない。もしも挿管困難であった場合，低酸素血症になるリスクが高くなるので，麻酔導入前に高濃度酸素を投与することで，挿管困難であっても低酸素血症を発症するまでの時間を延ばすことができる。そのため，麻酔導入前の酸素化（脱窒素）が重要となる。

作用発現時間の速い静脈麻酔薬には，通常はプロポフォールが用いられる。

作用発現時間の速い筋弛緩薬として，非脱分極性筋弛緩薬であるロクロニウムが投与される。作用時間が長いため，麻酔終了後に拮抗薬であるスガマデクスを使用する。脱分極性筋弛緩薬（スキサメトニウム）も短時間で筋弛緩を得ることができるが，副作用が多く，使用頻度は減少している（詳細は後述）。

マスク換気を行わずに導入後，輪状軟骨部を母指，示指，中指で輪状軟骨を30N（kgに換算すると3.059kg）の力で用手的に圧迫する（**図1**）（詳細は後述）。

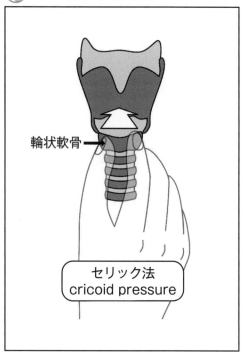

図1 輪状軟骨圧迫

輪状軟骨

セリック法
cricoid pressure

筋弛緩が得られたら直ちに挿管を実施する。スキサメトニウム投与後60秒ほどで挿管し，直ちに10mL程度の空気でカフを膨らませる。カフが膨らむと嘔吐しても気管内には誤嚥せず，カフ上で胃内容物が留まるために，カフに空気を注入するまで，急いで挿管介助を行う必要がある。通常より多くの空気を注入するが，誤嚥を防ぐためであり，落ち着いたらカフの注入量を調整する。聴診，胸郭の動き，カプノメータの波形，気管チューブ内側のくもりなどを目視で確認し，チューブが間違いなく気管に挿入されていることを確認してから輪状軟骨圧迫を解除する[4]。

迅速導入時に胃内容物を嘔吐してしまった場合，誤嚥させないために太い吸引で胃内容物を吸引する。そのため，太い吸引をすぐ使えるように準備しておく。

● 輪状軟骨圧迫

輪状軟骨圧迫（cricoid pressure）は，誤嚥防止目的で実施される。セリック法とも呼ばれる。筋弛緩薬が投与された後に，母指と中指を輪状軟骨の両端に置き，示指を軟骨中央部に置いて30N（3.059kg）の圧を加えて押さえる。圧迫が弱すぎると誤嚥を防止できず，強すぎると喉頭まで変形して挿管が困難となってしまうので注意する。30Nの力での圧迫を実践できるよう，実際にはかりに指を置いて約3kgになるまで圧を加え，適切な圧を体感して感覚を覚えていくことも必要である（**写真**）。

● 写真 輪状軟骨圧迫圧の確認　　● 図2 輪状軟骨の場所

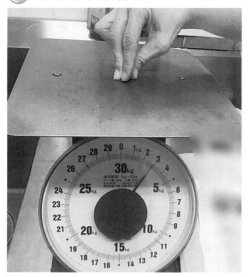
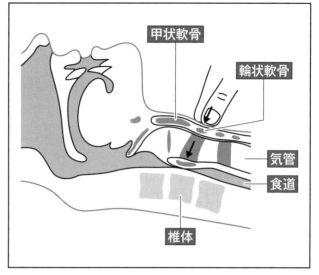

意識消失後直ちに輪状軟骨圧迫をする必要があるため，麻酔導入前から輪状軟骨の位置を確認しておく。輪状軟骨の位置は甲状軟骨の下の軟骨であり，軟骨が気管を覆って輪になっている。食道と接している軟骨部分で食道を閉鎖し胃内容物の逆流を抑える。甲状軟骨を圧迫しても誤嚥を防ぐことはできないので，間違えないよう注意する（**図2**）。肥満患者の場合には，位置確認が容易ではないことがあるため，覚醒時に位置を確認しておく。必要時はマーキングを行う。

● 筋弛緩薬

臨床で用いられている筋弛緩薬は，非脱分極性筋弛緩薬としてロクロニウム，ベクロニウムがあり，脱分極性筋弛緩薬としてスキサメトニウムがある。迅速導入では，主にロクロニウムが使用されており，従来はスキサメトニウムが多く使用されていた。どちらも作用発現時間が速いことから，フルストマックに対する迅速導入の際の挿管に用いられる。

ロクロニウムは作用時間が長いため，必ず拮抗薬であるスガマデクスを準備しておく。合併症には呼吸抑制があるため，観察が必要である。

スキサメトニウムは薬が広がると，線維束性攣縮（fasciculation）と呼ばれる一過性の筋収縮を生じるため，筋弛緩効果を目視で確認することができる。確認のために足元が見えるように準備しておく。約60秒で筋弛緩効果が発現する。スキサメトニウムの合併症として筋肉痛，眼圧上昇，高K血症，咬筋強直などがあるが，重篤なものに悪性高熱症も挙げられるため，家族歴の確認が必要である。急速静注や2回目以降の使用時には，洞性徐脈，心停止を生じることがある。

● メンデルソン症候群

　通常の唾液が気管内に垂れ込む誤嚥性肺炎とは違い，胃酸により酸性になっている胃内容物を嘔吐して逆流し，気管内に誤嚥した誤嚥性肺炎をメンデルソン症候群と言う。これは，化学性肺炎とされ，致死率が高いために注意が必要である。妊産婦でメンデルソン症候群が起こりやすいのは有名であるが，フルストマック患者，肥満患者や逆流性食道炎患者などでも起こりやすいので，注意が必要である[1]。

意識（覚醒）下挿管法

　意識下挿管法は，通常の導入では気道確保や気管内挿管が困難な場合，飲食から時間が経過していないフルストマックの状態で緊急手術になる場合に実施される。

　利点は嚥下反射が残存していることにより，誤嚥の可能性が少なく，呼吸を止めずに実施するため，迅速導入に比べて気道確保困難時にも安全に実施できることである。

　欠点は覚醒下であるため，患者にとって苦痛であることと患者の協力が必要になることである。患者への声かけを行い，深呼吸を促す。覚醒状態では咽頭刺激が強いため，口腔内・喉頭の局所麻酔を実施する。気管チューブ挿入と同時にカフに空気を注入し静脈麻酔薬投与を行う。

　以前は気管支ファイバーを用いて実施されていたが，最近は視認性が優れていることからも，ビデオ喉頭鏡が選択されることもある。

引用・参考文献
1）日本呼吸器学会ホームページ：呼吸器の病気 A-12 感染性呼吸器疾患 誤嚥性肺炎．
　http://www.jrs.or.jp/modules/citizen/index.php?content_id=11（2019年6月閲覧）
2）公益社団法人日本麻酔科学会：術前絶飲食ガイドライン，2012.
3）日本麻酔科学会・周術期管理チーム委員会編：周術期管理チームテキスト 第3版，P.210，日本麻酔科学会，2016.
4）前掲3），P.227～229.

③ 妊婦の麻酔

岩井　拓

・・・・・・・ 🌱 初心者／新人 ・・・・・・・

仰臥位低血圧の機序

　妊婦の麻酔の介助は，通常の生理学的状態とは異なっていることを知っておく必要がある（**表1**）。代表的な変化として，仰臥位になると血圧低下と子宮血流減少が起こる仰臥位低血圧症候群がある。妊娠子宮が下大静脈を圧迫して心臓への静脈還流が減少し，血圧が低下する。また，腹部大動脈も圧迫することで下肢への血行を障害し，子宮への血流はさらに低下する[1]。これらの変化は妊娠子宮が大きいほど著しく，帝王切開術では脊髄くも膜下麻酔や硬膜外麻酔の影響で血管拡張，交感

● 表1　妊婦における生理学的変化

血液量の増加	プロゲステロンの作用により血漿量が増加する。血漿量は赤血球量よりも増加するため，貧血傾向になる。
心拍出量の増加	妊娠経過と共に心拍出量は増加し，妊娠24〜32週で最大となる。心疾患合併妊婦では，心負荷による心不全発症に注意する。
血液凝固系の亢進	フィブリノーゲンをはじめとした凝固因子活性が上昇し，さらに抗凝固因子の活性が低下することで凝固能亢進状態となる。妊婦では血栓症が起こりやすくなる。
機能的残気量の減少	妊娠子宮が大きくなることで横隔膜が挙上し，機能的残気量が低下する。
酸素消費量の増加	酸素消費量は代謝の亢進と呼吸仕事量の増加のために20%増加する。分娩時には60%以上も酸素消費量が増す。
気道粘膜の肥厚	細胞外液増加と毛細血管拡張により上気道の浮腫が見られるため，気管挿管困難度が上がる。
消化器系の変化	プロゲステロンの作用により平滑筋弛緩が起こり，消化管運動は低下する。また，肥大した子宮により横隔膜が挙上し，胃食道括約筋による胃内容物逆流防止機能が低下する。そのため，妊婦はフルストマックとして扱う。
腎機能の変化	循環血液量が増大し腎臓も肥大，腎血漿量も増加する。糸球体濾過量は約50%増加し，血漿中のクレアチニン濃度や尿素窒素（BUN）および尿酸値は低下する。妊婦でのクレアチニンの基準値は0.4〜0.6mg/dLである。

図 仰臥位低血圧症候群を予防する子宮の左方移動

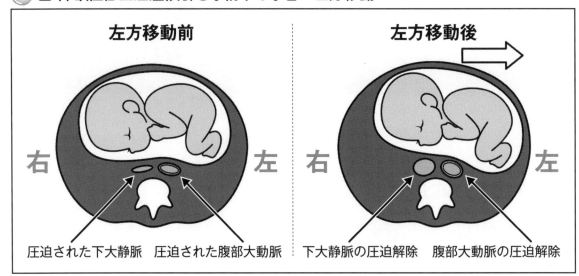

神経遮断も重なり，より低血圧を来しやすい。低血圧は母体に対して悪心・嘔吐の原因となり，胎児に対しては子宮血流の減少から酸素供給量が低下する可能性がある。予防法として，下大静脈が妊娠子宮に圧迫され続けるため，子宮を妊婦の右から左に寄せ，下大静脈の圧迫を取り除く[2]（**図**）。もしくは手術台を左側へローテーションすることで，子宮は左側に移動し下大静脈の圧迫を軽減することが可能である。また，右臀部にスポンジなどを入れ，腰を浮かすことで子宮を左側へ移動させることができる。重要なポイントは，子宮を右側から左側へ移動させることであり，消毒を開始する直前まで行うことである。

妊婦の腰椎麻酔・硬膜外麻酔の注意点

妊婦は，口腔内や咽頭，喉頭，気管粘膜の毛細血管の充血で浮腫を生じやすいため挿管困難の危険が高い。また，胃内容物の誤嚥をしやすくフルストマックの状態であるため，全身麻酔を選ばず，一般的に区域麻酔が選択される[3]。区域麻酔は，一般的に脊髄くも膜下麻酔と硬膜外麻酔を併用して行うが，妊婦は妊娠子宮のため十分に腰を丸めた姿勢をとることが難しい場合が多い。体位の介助にあたっては，過度な苦痛がない程度で腰部が地面に垂直になるようしっかりと保持し，穿刺時痛による体動や不安緩和のための声かけが重要となる。そして，脊髄くも膜下麻酔で注意しなければならない大きな合併症は，低血圧，全脊髄くも膜下麻酔，硬膜穿刺後頭痛（postdural puncture headache：PDPH）である。

低血圧

帝王切開術はT4からT6の皮膚分節の範囲で無痛が必要である。主要な皮膚分節は，鼠径部がL1，臍部がT10，剣状突起がT6，乳頭がT4であり，それらを目安に麻酔範囲を確認する。また，妊婦は局所麻酔薬に対しての感受性が高く，麻酔レベルが上がりやすい。さらに，仰臥位低血圧症候群の影響により低血圧を起こしやすい。低血圧の予防法として，子宮の左方移動，輸液負荷，血管作動薬の3つの視点から考える。

子宮の左方移動

前述のとおり，妊婦は仰臥位低血圧症候群を起こすため，麻酔後は迅速に用手的または手術台の左側ローテーションによる子宮の左方移動を行う。

輸液負荷

膠質液は胎盤通過性がほとんどなく，輸液製剤は膠質液の方が晶質液より効果が高い。そのため，ヒドロキシエチルデンプン（HESやボルベン®）と晶質液を併用して投与することが推奨されている[4]。手術前に晶質液だけでなく膠質液の準備も必要である。

血管作動薬

低血圧が起こった場合，子宮の左方移動，輸液の急速投与に加え，昇圧薬が投与される。以前はβ作用を有するエフェドリンが第一選択とされていたが，フェニレフリン（ネオシネジン）の方が胎児アシドーシスを起こしにくい報告もあり，現在ではフェニレフリン（ネオシネジン）が選択されることが多く，両者とも有効性や副作用に大きな差はないためどちらを先に使用してもよいとされている[5]。心拍数が高い時はα作用のフェニレフリン（ネオシネジン），徐脈傾向の場合はエフェドリンを投与すると考えてもよい。両者を使い分けて使用する場合は誤薬に注意し，シリンジに薬品名を記載するなど，施設の安全対策に準じて実施する。

全脊髄くも膜下麻酔

妊婦は麻酔レベルが高位になりやすいことから，徐脈や呼吸困難，意識消失まで来し，全脊髄くも膜下麻酔となることがある。この場合，マスク換気や気管挿管が必要となるため，スタッフ応援の要請を行うと同時に，全身麻酔の迅速な準備が必要である。全脊髄くも膜下麻酔に素早く気づくために，適宜麻酔レベルを確認し，声かけによる意識の確認を行うことが重要である。上肢の痺れの訴えがある場合は頸椎レベルまで麻酔が効いていることが多いので，高位まで麻酔が効いていると把握できる。

● 硬膜穿刺後頭痛（PDPH）

PDPHは，帝王切開術後の合併症として第一に挙げられる。仰臥位では問題ないが，座位や立位で頭痛が生じるのが特徴的な症状である。PDPH予防のため，細いペンシルポイント型の穿刺針（25〜26G）の選択が重要である。PDPHの治療法として硬膜外自家血注入療法があり，有効性は75％以上とされている[6]。硬膜外麻酔で注意するポイントは，局所麻酔薬中毒と硬膜外血腫である。

● 局所麻酔薬中毒

局所麻酔薬中毒は硬膜外カテーテルの血管内迷入に気づかず，多くの局所麻酔薬を注入した場合に起こりやすい。また，妊婦は血漿タンパクが低下するため遊離型の局所麻酔薬濃度が上がりやすいことから，局所麻酔薬中毒には注意する。硬膜外カテーテルの血管内迷入は，硬膜外カテーテルからエピネフリン含有のキシロカインを注入し，頻脈となることで発見できる。

● 硬膜外血腫

硬膜外血腫は硬膜外カテーテル挿入時や抜去時に硬膜外腔の血管損傷が生じて血種を形成し，脊髄神経を圧迫することで麻痺などの症状が出現する。稀ではあるが，妊婦は血液凝固系亢進状態のため注意が必要である。

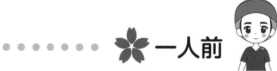
一人前

全身麻酔における帝王切開術の注意点

帝王切開術の麻酔は，一般的に区域麻酔を選択する。全身麻酔が選択されるのは緊急手術の場合が多い（**表2**）。全身麻酔における帝王切開術の注意点の特徴として，誤嚥のリスク，気道確保困難，麻酔薬の胎盤移行性がある。

● 誤嚥のリスク

妊婦はプロゲステロンの働きにより，消化管運動は低下する。また，肥大した子宮により横隔膜が挙上し，胃食道括約筋による胃内容物逆流防止が低下するためフルストマックとして考える（詳細は第5章 特徴のある麻酔における看護「フルストマッ

● 表2 帝王切開術における全身麻酔症例

緊急帝王切開術	胎児機能不全，常位胎盤早期剥離，前置胎盤，癒着胎盤など
凝固異常	出血傾向のため，脊髄くも膜下麻酔の穿刺困難

ク」〈P.125〉参照)[7]。麻酔導入は輪状軟骨圧迫を併用した迅速導入で行い，誤嚥を予防することが重要である。当然，嘔吐時に対応するため，吸引の準備は必須である。また，可能であれば前投薬としてファモチジン（ガスター®）やメトクロプラミド（プリンペラン®）を投与するのも誤嚥予防の一つの方法である。

● 気道確保困難

妊婦は細胞外液増加と毛細血管拡張により，鼻腔，口腔，声門，気管の浮腫状変化に加えて妊娠による体重増加や乳房肥大などから，気道確保困難となることが多い。また，酸素消費量は非妊婦と比べ20％増加し，分娩時には60％以上も増加する。さらに，妊娠子宮によって横隔膜は頭側に押し上げられ，機能的残気量は15〜20％減少するため[8]，麻酔導入で無呼吸になった後，急速に低酸素血症に陥る。気道確保が困難な上，酸素消費量の増加や機能的残気量の減少を伴うため，麻酔導入時は換気困難や気管挿管困難に対応できる準備をしておくことが重要である。

● 麻酔薬の胎盤移行性

脊髄くも膜下麻酔で母体に投与した薬剤は，胎児の呼吸循環に対する影響はほとんどないが，全身麻酔で使用する静脈麻酔や吸入麻酔は子宮・胎児へ影響する（**表3**）。薬物の胎盤移行を最小限にするため，帝王切開術の全身麻酔の導入は，通常とは異なる。麻酔導入から胎児娩出まで，あるいは子宮切開から胎児娩出までに時間を費やすと，胎児のアプガー指数が低くなる（導入から娩出までの時間は10分以内なら，児の状態はよい）[9]。そのため，帝王切開術では，全身麻酔の導入と同時に体位固定や消毒など，手術の準備を行う。そして，執刀とほぼ同時に気管挿管を行うこともあり，外回り看護師は迅速な対応と判断力が求められる。妊婦と胎児の安全

● 表3 麻酔薬の子宮，胎児への影響

揮発性吸入麻酔薬	胎児に移行。高濃度投与で子宮弛緩により出血量増加の可能性。
亜酸化窒素	胎児に移行。高濃度で5分以上投与するとアプガー指数が悪くなる。
チオペンタール（ラボナール®）	胎児に移行。4mg/dLでは臨床上問題となるような胎児の抑制は起こらない。
プロポフォール（ディプリバン®）	胎児に移行。投与量は2mg/kgで子宮胎盤循環は維持される。
ケタミン（ケタラール®）	胎児に移行。0.5〜1mg/kgでは子宮胎盤血流量は維持され，胎児に悪影響はない。

確保のため，外回り看護師は少なくとも2人は必要であり，術前に麻酔科医師と主治医，そして助産師とブリーフィングを行い，お互いの役割を明確にしておくことが重要である。

引用・参考文献
1）稲田英一：麻酔への知的アプローチ 第10版，P.543〜546，日本医事新報社，2018.
2）奥富俊之，照井克生編：周産期麻酔，P.49〜51，克誠堂出版，2012.
3）日本麻酔科学会・周術期管理チーム委員会編：周術期管理チームテキスト 第3版，P.687〜691，日本麻酔科学会，2016.
4）前掲1），P.557〜558.
5）前掲1），P.559〜560.
6）前掲1），P.561〜563.
7）サンジャイ・ダッタ著，奥富俊之訳：産科麻酔ハンドブック，P.130〜151，医学書院MYW，1998.
8）前掲3），P.401〜405.
9）前掲7），P.152〜159.

④ 腹腔鏡下手術

藤原亮介

・・・・・・初心者／新人・・・・・・

腹腔鏡下手術のメリット

　腹腔鏡下手術は開腹手術と比較すると手術創が小さく，術後痛を軽減できる。また，術後の癒着性イレウスや，周術期合併症の発生率が低下すると言われている[1]。そのため，術後早期に離床が可能となり回復が早く在院日数が短縮される。さらに，開腹手術と同等の長期予後が得られており，患者満足度が高いなどの利点がある。近年それらの低侵襲手術のメリットが注目され，適応が大きく広がった。しかし，気腹や手術体位により心血管系，呼吸器系，内分泌系などさまざまな影響をもたらし，麻酔管理が複雑になっている[1]。手術室看護師として腹腔鏡下手術や麻酔管理上の注意点を理解しておく必要がある。

二酸化炭素（CO_2）ガスによる気腹はなぜ必要か

● 気腹に用いられるガスとその特長

　腹腔鏡下手術では腹腔内にCO_2ガスを送気し，視野を確保する。この時，酸素（O_2）ガスではなくCO_2ガスを用いるのは，O_2ガスは可燃性ガスであり電気メスによる火花や光源装置によるスコープ先の熱により引火し，術野火災の原因となり得るため，不燃性ガスであるCO_2ガスが用いられるのである。しかし，CO_2ガスは血液に溶けやすく，CO_2が生体内に蓄積されることで循環や呼吸，内分泌系にさまざまな影響を及ぼす。詳細は**一人前**の項で説明する。

● 気腹の必要性

　腹腔鏡下手術では，ポートまたはトロッカーと呼ばれる直径3～10mmの筒状のものを腹腔内に挿入し，その筒を通して鉗子操作が行われる。腹腔内は非常に狭く，CO_2ガスによって腹腔内を陽圧（8～12cmH_2O）の状態にし，腹腔内を押し広げることでモニターに映し出される視野を十分に確保する。また，電気メスや

エネルギーデバイス，鉗子などによる腹壁や他臓器の損傷を予防するためにも，持続的な気腹により十分な気腹圧を保ち手術操作の安全性を確保している。

なお，術野の視野を確保するために胃管を挿入し，胃内ガスを吸引する場合がある。腹腔鏡下手術では術前の準備において，麻酔科医師とコンタクトをとり胃管の準備を行う。

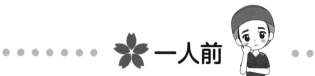

腹腔鏡下手術におけるCO_2ガスの生体への影響，気腹による生体への影響，また手術体位による影響を述べる。

CO_2ガスや気腹がもたらす生体への影響

循環器系への影響

血圧上昇，心拍数，心拍出量の増加

CO_2が体内に蓄積すること（高二酸化炭素血症）で交感神経が過剰亢進し，血圧上昇，心拍数，心拍出量の増加が起こる。交感神経が亢進することでカテコールアミンの分泌増加，レニン・アンギオテンシン系の活性化，バソプレシン増加などの内分泌系変化が起こる。よって，術前に心合併症のある患者では術後心合併症のリスクが高くなるほか，意識レベルも覚醒方向に向かう。術中に高二酸化炭素血症が疑われる場合は，動脈血採血の結果から確認する。

中心静脈圧の上昇

気腹による腹腔内圧が上昇し，さらに，頭低位など体位により腹腔内臓器が頭側に移動することで，胸腔内圧の上昇が生じる。それにより中心静脈圧が上昇し，結果として眼圧・脳圧が上昇する原因となる。

静脈還流の低下

気腹により下大静脈が圧迫され，静脈還流が低下する。それにより下肢血流のうっ滞が生じ，深部静脈血栓症（DVT）のリスクとなる。

尿量の低下

腹腔内臓器に圧力がかかり，臓器血流量が低下する。さらに，腎血管への圧力や，静脈還流の低下による心拍出量の低下が起こり腎血流量も低下する。結果として，

気腹中は尿量が減少する。

● 呼吸器系への影響

● 気道内圧上昇

横隔膜挙上により気道内圧が上昇する。肺の膨張が妨げられ，一回換気量を増加させることでさらに気道内圧は上昇する。

● 低酸素血症

胸郭が押し上げられることで気管分岐部の位置が頭側に移動する。それによる気管チューブのズレが生じ，片肺換気となる。結果，SpO_2の低下や低酸素血症が生じる。

● 空気塞栓症

まれではあるが，気腹による最も危険な合併症として空気塞栓がある。露出した静脈や損傷した臓器実質から送気されているCO_2ガスが大量に流入することで，頻脈や不整脈，低血圧などの症状が生じる。また，心拍出量の低下から，呼気終末期二酸化炭素分圧（$PETCO_2$）値が大きく低下する。直ちに送気を停止し純酸素の投与，過換気とし対処を行う。

● 皮下気腫／縦隔気腫

気腹中にCO_2ガスが皮下や縦隔に移動することで発生する。縦隔に移動すると，胸腔内圧は上昇し気胸を起こす危険性がある。高度の皮下気腫が発生した場合，術後皮下に存在するCO_2ガスが吸収され，高二酸化炭素血症を起こす可能性がある。

● 高二酸化炭素血症

CO_2は血液中に溶けやすく動脈血酸素分圧（$PaCO_2$）が上昇する。上昇した$PaCO_2$は肺胞換気量を増加させることで補正することができる。慢性閉塞性肺疾患（COPD）患者は，体内に残存したCO_2は抜管後の過剰な努力呼吸の原因となるため，抜管前に十分な換気を行って$PaCO_2$を補正することが必要となる。

● 機能的残気量の減少

横隔膜が挙上し，肺が圧迫され膨張が妨げられることにより機能的残気量（FRC）は低下する。腹腔鏡下大腸切除術や，ロボット支援腹腔鏡下根治的前立腺全摘術など高度頭低位となる手術では，FRC低下が助長される。肥満患者の場合，FRCの低下は著しい。

● 無気肺の発生

気腹による横隔膜挙上，肺コンプライアンスの低下により肺底部に無気肺が生じ

やすくなる。重要なのは，潰れた肺胞を広げ，十分な陽圧負荷（PEEP）で肺胞の虚脱を防ぐことである[2]。術後X-Pにより無気肺を認めた場合，肺加圧（recruitment maneuver）やPEEPを行う。抜管後は低酸素血症などに注意し，血液ガス検査の結果を含めた観察が必要となる。

体位による影響

腹腔鏡下手術では視野をよりよくするために，術中ベッドのローテーションを行う。ローテーションを行うことで身体的にさまざまな影響を及ぼす。ここでは術中体位による循環・呼吸・神経系への影響について述べる。

● 頭高位

腹腔鏡下胆嚢摘出術ではベッドは頭側を高く（ヘッドアップ）し左下側へローテーションする。

● 循環器系

心臓の位置が高位となることで静脈灌流量の低下が起こり，心拍出量低下，血圧低下が生じやすくなる。心不全や虚血性心疾患などの基礎疾患により心拍出量の低下がある患者，脳梗塞や内頸動脈狭窄を来している患者ではさらに注意が必要である[3]。

また，気腹による腹腔内圧の上昇と，下肢に血流が貯留しやすくなるため深部静脈血栓症（DVT）に注意が必要である。

● 呼吸器系

頭高位では呼吸器系に利点は多い。横隔膜は下方へ変位し，肺は膨張しやすくなるため換気量は改善する。

● 頭低位

腹腔鏡下腸切除術やロボット支援下腹腔鏡下根治的前立腺全摘術では頭側を低く（ヘッドダウン）し，ローテーションすることがある。

● 循環器系

頭低位により中心静脈圧は上昇し，心拍出量は増加する。それに伴い眼圧や脳圧も上昇する。静水圧が上昇することにより圧受容体反射のため，体血管の拡張と徐脈が起こり，心血管状態が安定する傾向にある[1]。術前より左室機能が低い患者の場合，中心血液量や圧の変化は大きくなり，心筋酸素需要が高まり，心機能の悪化を招く可能性がある。

● **呼吸器系**

　腹腔鏡下大腸切除術やロボット支援下腹腔鏡下根治的前立腺全摘術などの場合，高度頭低位となり，横隔膜はさらに頭側に押し上げられる。それにより，FRCの低下，PaO_2の低下を招く。肺の膨張は妨げられ，全肺容量の減少，肺コンプライアンスの低下を来す。さらに，気道内圧は上昇し，分時換気量を維持することが困難となる場合がある[1]。

● **神経系**

　腹腔鏡下手術では頭高位や頭低位など術野の視野を確保するためにローテーションが行われる。また，仰臥位だけでなく砕石位などの特殊体位による循環・呼吸への影響だけでなく，神経系への影響も理解しておく必要がある。術前より患者の可動域を把握しておき，術中体位による二次的合併症を防ぐための体位固定が必要となる。代表的なものを以下に挙げる。

腕神経叢損傷

　頭低位とローテーションや，肩支持器による肩の尾側への圧迫により頸部の良肢位が保たれず，腕神経叢損傷を起こす危険性がある。また，術後に肩の痛みを訴える患者もいる。腕神経叢損傷は尺骨神経麻痺に次いで多く，周術期末梢神経障害の20％を占める。腕神経叢は頸胸髄から腋窩までの神経の集まりであり，可動性に富む骨に近接しているため頸部過伸展や過屈曲により傷害を受けやすい。臨床症状は，上肢全体の運動障害，感覚障害である。

　体位固定は，マジックベッド®やハグユーバッグ®などの陰圧式固定具を使用して行う。筆者の施設ではローテーション側の体圧を測定し，肩にかかる体圧を可視化している。それにより医師へ除圧の協力を要請し，術後の神経障害や肩の痛みを軽減できるようチームとして取り組んでいる。可能な場合，術中ポジショニンググローブなどを使用し，肩の除圧を行うことを推奨する。

尺骨神経麻痺

　頭高位の腹腔鏡下胆嚢摘出術の場合，両上肢は外転位となる。その場合，回内・回外中間位の良肢位が保持されていなければ尺骨神経麻痺が生じる危険性がある。尺骨神経麻痺は，末梢神経障害発生のうちの21％を占める。尺骨神経は中部で上腕骨内側上果を走行し，ここで圧迫損傷されやすい。運動麻痺時には手の巧緻運動障害を生じる。前腕の尺側と小指・環指小指側2分の1の掌背側の感覚障害と環指・小指の屈曲障害，指の内転・外転の障害が生じる。術中体位のローテーション

図1 砕石位の下肢の位置

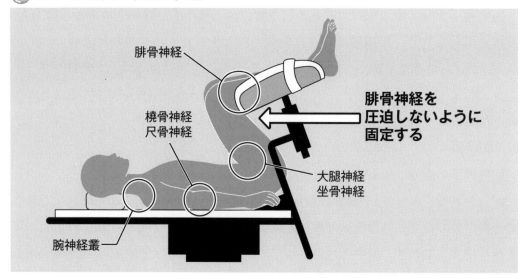

により上肢のずれが生じることがあり，術中も定期的な観察が必要である。

橈骨神経麻痺

　末梢神経障害発生のうち4％を占める。橈骨神経は上腕骨周囲をらせん状に走行しており，外部からの圧迫を受けやすい。上腕の中央部で障害されると下垂手（drop hand）となり，母指・示指・中指の背側を含む手背から前腕の母指側の感覚麻痺が生じる。肘関節の屈曲（後骨間神経損傷）により障害されると下垂指（drop finger）となるが，感覚麻痺は生じない。

　橈骨神経麻痺は，術中ローテーションにより腕が手台から落ちたことに気づかず，長時間手台などで圧迫されることで生じることもある。また，自動血圧計のマンシェットの圧迫により障害されることでも生じる。

総腓骨神経麻痺

　仰臥位の腹腔鏡下手術では下肢に巻く安全ベルトでの接触，砕石位による腹腔鏡下手術ではレビテーター®や自在レッグホルダー®での腓骨頭部の圧迫により神経障害を起こす危険性がある。総腓骨神経は下腿外側で，腓骨頭から3～5cmの高さで深腓骨神経と浅腓骨神経に分岐し，ここで圧迫を受けやすい（**図1**）。

・深腓骨神経麻痺：足関節・足趾を伸展させる筋を支配し，障害時には下垂足（drop foot）となる。第1趾間の皮膚の知覚神経を含む。
・浅腓骨神経麻痺：足関節を外反，底屈させる運動神経，下腿外側・足背皮膚の知覚異常

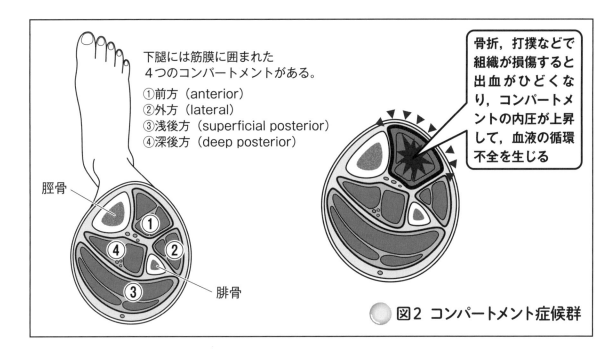

図2 コンパートメント症候群

坐骨神経麻痺

　股関節の過度な外旋あるいは屈曲した状態で膝関節を進展すると，坐骨神経が牽引され神経障害を起こす危険性がある。坐骨神経は骨盤後面の坐骨切痕から臀部の後面を走行し，総腓骨神経，脛骨神経に分岐する。症状は臀部から腓腹部までの疼痛やしびれが生じ，間欠跛行により日常生活に支障を来すことがある。

下肢コンパートメント症候群

　複数の筋肉がある部位ではその筋ごとに，骨，筋膜，筋間中隔などで囲まれた区画（コンパーメント）に分かれて存在する。砕石位手術の場合，腓腹部が長時間にわたりブーツにより圧迫され，コンパートメントの内圧が異常に上昇し，神経や血管が物理的な圧迫を受けることで発生する。循環不全のため壊死や神経麻痺を起こすことがあり，これをコンパートメント症候群と言う（**図2**）。強い疼痛が特徴で，腫脹や知覚障害，強い圧痛が特徴である。筋区画圧が40mmHg以上であれば緊急で筋膜切開が必要となる。

引用・参考文献

1）日本麻酔科学会・周術期管理チーム委員会編：周術期管理チームテキスト 第3版，P.677～680，日本麻酔科学会，2016．
2）南敏明監修，駒沢伸泰：麻酔科研修実況中継！第2巻「各手術の麻酔管理編」，P.1～13，中外医学社，2018．
3）稲田英一：婦人科領域腹腔鏡下手術と麻酔管理，麻酔，Vol.65，No.9，P.918～923，2016．
4）前掲1），P.491～499．

5 完全静脈麻酔

佐々木光隆

初心者／新人

全身麻酔―バランス麻酔とは

　全身麻酔は,「鎮静（意識の消失）」「鎮痛（知覚の消失）」「筋弛緩（体動の抑制）」を組み合わせることで「有害反射の抑制」を可能としている。「鎮静・鎮痛・筋弛緩」を全身麻酔の3要素と言い，これに有害反射の抑制を加えたものが全身麻酔の4条件となる。現代医療では，これらの3つの要素を1つの薬剤で満たすことは難しく，それぞれの要素を満たすために種々の薬剤を用いることになる。鎮静には吸入麻酔薬・静脈麻酔薬を使用し，鎮痛には麻薬・硬膜外麻酔・脊髄くも膜下麻酔・神経ブロックを使用し，筋弛緩には筋弛緩薬を使用する。このようにさまざまな目的を持つ薬剤を使用し，全身麻酔に必要な条件をコントロールする麻酔法をバランス麻酔と言う。

吸入麻酔

　上記の4条件のうち全身麻酔の鎮静を担う薬剤として，吸入麻酔薬と静脈麻酔薬がある。吸入麻酔薬は，呼吸により肺胞に達した麻酔薬が肺毛細血管を流れる血液に拡散し，血液に溶解する。そして，血流によって脳内の中枢神経に運ばれて効果をもたらす。その後，血中から呼気に移動して，そのまま体外に排泄される。吸入麻酔薬の肺胞濃度は脳における濃度と平衡するので，麻酔の深度は肺胞濃度によって調節される。吸入麻酔薬を用いた麻酔では，年齢や体重によって吸入麻酔薬濃度を調整する必要がなく，個体差に関係なく同じ濃度で投与することができる。

完全静脈麻酔（TIVA）

　静脈麻酔薬とオピオイド（後述）を持続静注すると，吸入麻酔に頼らない全身麻

酔が可能となる。全身麻酔に必要な要素（意識消失，鎮痛，筋弛緩）のすべてを経静脈的投与する薬剤で得ることを，完全静脈麻酔（total intravenous anesthesia：TIVA）と呼ぶ。

　静脈麻酔薬の投与では，血液から薬物が拡散することによって血中濃度が上昇し，脳内の効果部位濃度が治療域（therapeutic window）に達し効果が現れる。その後，組織への再分布や代謝によって血中濃度が低下し尿中に排泄される。静脈麻酔薬は，投与した際に効果を発揮する濃度範囲（治療域）があり，効果部位濃度が治療域に達しないと効果が現れない。逆に，治療域を超えて高濃度となると過量投与となり，副作用が出現する。このため，効果時間を延ばすには，治療域を下回る前に再投与するか，持続投与する必要がある。また，薬物は代謝までに時間がかかるために，同じ投与量を持続投与すると蓄積して治療域を超えてしまうため，薬物動態を計算して投与する必要がある。つまり，静脈麻酔では，脳内濃度を全身麻酔状態に維持できる範囲に目標を決めて投与する必要がある。

　静脈麻酔薬では患者の年齢や体重を考慮した個体差が生じるために，投与量の調整が必要となるので，一般的に吸入麻酔薬よりも調整が困難とされる。

● TIVAにおける最適な組み合わせ

　バランス麻酔であるならば，それぞれの薬剤の投与量を減らして使用することができるが，TIVAでは投与方法が静脈投与に限られているため，適した薬剤を使用しないと，麻酔覚醒遅延となる。TIVAによる麻酔覚醒遅延を防ぐため，血中濃度半減期（以下，CSHT）（図）が短い薬剤が選択される。

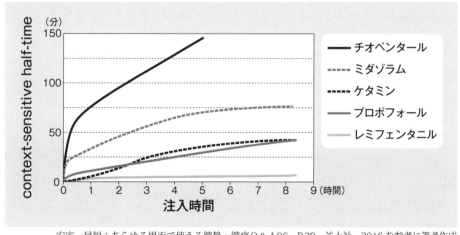

図 静脈麻酔薬のcontext-sensitive half-time（血中濃度半減期）

安宅一晃編：あらゆる場面で使える鎮静・鎮痛Q＆A96, P.29, 羊土社, 2016.を参考に筆者作成

表1 静脈麻酔薬の種類と特徴

静脈麻酔薬	特徴	導入量（mg/kg）	効果発現時間（秒）	効果持続時間（分）	CSHT（時間）
バルビツレート（イソゾール®・ラボナール®）	・脳保護作用，抗てんかん作用あり。 ・帝王切開の緊急手術で使用できる。 ・蓄積作用があるため持続投与は不向き。	3〜6	30	10〜15	11〜12
プロポフォール（ディプリバン®）	・麻酔導入にも維持にも使用できる。 ・血管痛がある。	1〜2	15〜45	10〜15	4〜7
ミダゾラム（ドルミカム®）	・循環抑制が少ないため，心臓麻酔の導入に使用できる。	0.1〜0.3	30〜90	10〜30	1.5〜2.5
ケタミン（ケタラール®）	・鎮痛作用もある。 ・頭蓋内圧，眼圧上昇を来す。 ・解離性麻酔薬のため悪夢を見ることがある。	1〜2	40〜60	10〜20	2〜4

　プロポフォールは鎮痛作用を持たないため，オピオイドなどによる十分な鎮痛を行う必要がある。フェンタニルは鎮痛作用がモルヒネの約200倍とも言われ，作用時間は20〜40分程度持続する。持続投与の場合はCSHTが延長するため，副作用である覚醒遅延や呼吸抑制に注意が必要となる。レミフェンタニル塩酸塩（以下，レミフェンタニル）の鎮痛効果はフェンタニルと同等であるが，血中や組織中に広く分布している非特異的エステラーゼによって急速に加水分解されるため，持続投与時間にかかわらずCSHTは約4〜8分と短く，また効果の発現も速やかとなる。そのため，血中の消失速度は肝機能や腎機能に依存せず肝機能障害，腎機能障害患者に対しても有効である。鎮痛にはCSHTが短いレミフェンタニルが適しており，TIVAは静脈麻酔薬のプロポフォールとオピオイドのレミフェンタニルの組み合わせが最適であるとされる。

　静脈麻酔薬の種類と特徴を**表1**に示す。

　プロポフォールの注意点として，アレルギーがある。大豆油，卵黄成分，ヤシ油が含まれており，大豆，卵，ココナッツのアレルギー患者には注意が必要である。ただし，多くの卵アレルギー患者の原因食品は卵白であることから，卵アレルギーでも一律使用不可ではないため，アレルギーが判明した際には，麻酔科医師に報告する。また，脂肪乳剤であるため，特に無菌的取り扱いに留意し，投与開始12時間後には薬剤と薬剤を使用した注射器，ルートは交換・破棄するなどの考慮が必要である。

写真1 TCI機能搭載シリンジポンプ

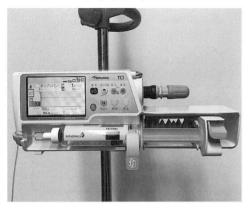

写真2 患者の前額部にBISモニターの電極を貼付

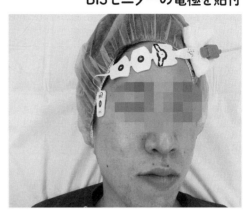

●TIVAを助けるME機器
●TCIポンプ

　前述のように調整が困難な静脈麻酔薬の濃度調整を行うための専用のシリンジポンプが，TCI（target controlled infusion：標的濃度調節持続静注法）機能搭載シリンジポンプである。通常のシリンジポンプは投与流量を設定するが，このTCI機能搭載シリンジポンプでは，患者の年齢・体重・標的血中濃度を入力することで血中濃度・効果部位濃度を算出し持続投与を行う。TCIポンプは内蔵されたアルゴリズムによる計算により最短時間で予測血中濃度に到達させ，その後もその濃度を維持するように投与速度を自動調節する。しかし，あくまで血中濃度・効果部位濃度は平均的な患者を想定した予測濃度であって，実測値ではないので注意が必要である。

　2019年現在，TCIポンプに接続できるのは，チップが付属した専用のプレフィールドシリンジ（1％ディプリバン®注キット）のみである（**写真1**）。

●BISモニター

　静脈麻酔薬に対する感受性の個体差を埋めるために，BISモニターを併用した上で鎮静状態をモニタリングし，全身麻酔状態を適切に維持・管理する必要がある。

　患者が鎮静され就眠すると，脳波は濃度依存的に変化していくが，患者の前額部に電極を貼付して（**写真2**），大脳皮質表層の脳波波形を記録観察することで，麻酔薬の効果を評価することができる。

　BISモニターは麻酔深度（鎮静レベル）を連続的にモニターし，患者の鎮静レベルを0～100のBIS値で表す。値が低いほど鎮静レベルは深く，値が高いほど鎮静レベルは浅くなる。全身麻酔中であれば一般的にBIS値40～60が適切と考えられている。BIS値の鎮静の目安を**表2**に示す。

表2 BIS値の鎮静目安

BIS値	状態
100	完全覚醒
80～90	覚醒の可能性あり
70～80	強い侵害刺激に反応
60～70	浅い麻酔・鎮静
40～60	手術麻酔レベル
40未満	深い麻酔状態
0	平坦脳波

写真3 BISモニター

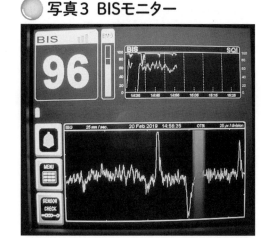

　鎮静レベル評価はBIS値だけに注目するのではなく，SQI（信号の質）を見る。SQIの波形がフラットであるほど信頼性が高いことを意味する。SQIがバーで表示されている場合は，（＋）または右に伸びているほど信頼性が高くなる。また，EMG（筋電図混入の有無）では筋電図が混入するとEMG波形が乱れ，バーも上昇し信頼性に欠けることを意味する（**写真3**）。麻酔導入に使用されるプロポフォールの作用時間は数分と短いため，挿管に時間を要したりすると手術開始前に覚醒の可能性が出てくる。そのため，麻酔導入前にBISセンサーの貼付を行う必要がある。

●TIVAのメリット

- 吸入麻酔薬が原因とされる悪性高熱の可能性が減少
- 吸入麻酔が原因とされる術後悪心・嘔吐（PONV）の可能性が減少
- 吸入麻酔と比較すると覚醒は穏やかで興奮が少ない
- 麻酔導入や覚醒に換気が関係せず，分布と代謝・排泄により血中濃度が低下する
- TIVAは麻酔回路から漏れるガスは酸素，窒素，二酸化炭素であり，生体への影響は少なく環境汚染もしない

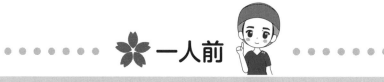

TIVA時の看護

●プロポフォール投与時の看護

　プロポフォール注入時には血管痛が起こることがあるため，リドカインやオピオイドであるフェンタニルなどを投与し，注入時の血管痛を軽減する考慮が必要とな

る。血管痛と点滴漏れとの鑑別のため，腫脹の有無を確認する。TCIポンプ使用時など持続投与の際の血管外漏出は，発見が遅れて薬液が多量に漏出しやすく，局所組織壊死の可能性は否定できないため十分な観察が必要となる。さらに，コネクター外れ，三方活栓の方向間違いなどで，ボトル方向への逆流などがあると，術中覚醒を起こす可能性がある。プロポフォールやレミフェンタニルはCSHTが短いために，薬剤が投与されていないと容易に麻酔深度が下がる。点滴ラインは入念に観察を行い，BISモニターによる麻酔深度の観察を実施する。

プロポフォールの副作用

● プロポフォール尿

プロポフォールで麻酔管理中に尿が「白色ないしピンク色」または「緑色や褐色」になる現象がある。「白色ないしピンク色」の場合は，プロポフォールによる尿酸の再吸収障害が関与し，尿の濃縮や酸性尿であると出現しやすい。「緑色や褐色」の場合は，プロポフォールの代謝産物であるフェノールやキノール代謝物によるものであることが多い。

脱水傾向，乏尿状態で症状を呈することが多いため，術前から術中のIN-OUTの観察を行う。さらに，後述するプロポフォール静脈注症候群によるミオグロビン尿，人工心肺中の血尿などと鑑別する必要がある。通常は，これらを除外診断しながら，その消退を経過観察する。プロポフォールの中止は不要であり，輸液負荷によって消失することが多い。

● プロポフォール静注症候群（propofol infusion syndrome：PRIS）

小児において長時間投与すると，重症な副作用であるPRISが発症することが知られているが，成人における全身麻酔中の比較的短時間であっても発症すると言われており，観察を密にする必要がある。

● 臨床症状

乳酸アシドーシス，脂質異常症，筋融解，腎不全の4項目のうち，2つを満たした場合にPRISと診断される。特に注意が必要となるのがPRISの臨床症状（**表3**）にある横紋筋融解症である。PRISにある横紋筋融解症は骨格筋細胞の壊死，融解により筋細胞内成分が血液中に流失した状態となり，流失したミオグロビンが尿細

表3 プロポフォール静注症候群（PRIS）の臨床症状

	小児（11歳以下）	成人（16歳以上）
心臓	心不全 90%	不整脈 71%
肝臓	肝腫大 82%	―
血液	乳酸アシドーシス 88%	乳酸アシドーシス 88%
筋肉	―	横紋筋融解 65%
腎臓	―	腎不全 47%
脂質異常症	91%	21%
死亡率	83%	70%

内田整編：臨床の疑問に答える静脈麻酔Q＆A99，P.104，羊土社，2015．

管を閉塞し腎不全，アシドーシスを呈する。また，このミオグロビンが尿中に流出されたものがミオグロビン尿（赤褐色の尿）である。ミオグロビン尿は，前述したプロポフォール尿との鑑別が必要となる。検査所見としては，高K血症，高ミオグロビン血症，クレアチニンキナーゼ（CK），乳酸脱水素酵素（LDH）の急激な上昇が認められるため，定期的なモニタリングが必要である。また心電図の変化では，右脚ブロックやSTの上昇・徐脈にも注意し，酸塩基平衡についても観察していく必要がある。人工呼吸が必要な呼吸不全患者や，ステロイドやカテコールアミンの関与によってもPRISが示されているため，術前から気管挿管によって人工呼吸管理が行われている患者や，ステロイド・カテコールアミンを投与し循環維持を行っている患者においても注意深く観察する必要がある。

● 観察と対応

対応としては，腎不全に対して血液透析を，またミオグロビン尿に対してハプトグロブリン製剤を投与しても効果は少ない。循環不全に対しては補助循環を考慮する。根本的治療法は存在しないため，早期に発見し直ちにプロポフォールの投与を停止しないと死亡率は高くなる[1]。つまり，臨床症状（**表3**）を観察し早期に診断することが鍵となる。

引用・参考文献
1) 日本麻酔科学会・周術期管理チームプロジェクト編：周術期管理チームテキスト 第2版，日本麻酔科学会，2011．
2) 安宅一晃編：あらゆる場面で使える鎮静・鎮痛Q＆A96，P.29，羊土社，2016．
3) 内田整編：臨床の疑問に答える静脈麻酔Q＆A99，P.104，羊土社，2015．
4) 讃岐美智義：やさしくわかる！麻酔科研修，P.168〜173，学研メディカル秀潤社，2015．
5) 日本病院薬剤師会監修：周術期の薬学管理―ベッドサイドの臨床薬学，P.159〜162，南山堂，2012．
6) 高野義人監修：STEP麻酔科 第4版，P.23〜81，海馬書房，2012．
7) 讃岐美智義編：改訂版 麻酔科薬剤ノート，P.12〜39，羊土社，2014．
8) ジェームズ・デューク編，太城力良他監訳：麻酔科シークレット 第2版，P.78〜83，メディカル・サイエンス・インターナショナル，2010．
9) ピーター F.ダン編，稲田英一監訳：MGH麻酔の手引 第6版，P.185〜256，メディカル・サイエンス・インターナショナル，2010．
10) 土肥修司，澄川耕二編：TEXT麻酔・蘇生学 改訂3版，P.155〜175，南山堂，2008．
12) 武田純三監修，高野学美，忍田純哉編：合併症患者の麻酔スタンダード，P.76〜78，克誠堂出版，2008．

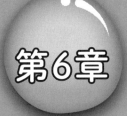

第6章

術後管理

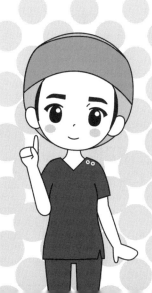

1 疼痛管理

松本麻耶

初心者／新人

術後疼痛とは

　痛みとは「実際に何らかの組織損傷が起こった時，あるいは組織損傷が起こりそうな時，あるいはそのような損傷の際に表現されるような不快な感覚体験および情動体験」と定義されている[1]。また，術後疼痛緩和は「患者の健康と穏やかな生活にとって重要であり，より早くより良い術後回復を促す」とされている[2]。

　疼痛には侵害受容性疼痛，末梢神経，神経障害性疼痛，心因性疼痛があり，術後疼痛とされるのが，侵害受容性疼痛である。痛みの神経学的分類を**表1**に示す[1]。

　侵害受容性疼痛には，体性痛と内臓痛の2種類がある。

　皮膚・骨・関節・筋肉・結合組織などの体性組織に，切る・刺す・叩くなどの機械的刺激を与える体性痛は局所的な創部痛である。局在が明瞭である体性痛は，持続する痛みが体動に伴って増悪する。

　内臓が損傷されて生じる内臓痛は食道・胃・小腸・大腸などの管腔臓器の内圧上昇，肝臓・腎臓などの臓器皮膜の急激な進展，臓器局所および周囲組織の炎症が原因で出現する。局在が不明瞭であり，深く絞られるような，押されるような痛みがある。損傷臓器から離れた部位に痛みを感じることがあり，これを関連痛という。これは内臓の痛覚神経線維の枝が，皮膚の痛覚信号を受ける脊髄二次ニューロンにシナプスを作ってつながっており，内臓の痛覚信号が皮膚からの痛みとして脳に伝わるためと考えられている[3]。

　以上のことより，侵害受容性疼痛では，末梢での痛覚過敏状態が形成され，合わせて持続的な痛み刺激により脊髄においても興奮性が高まり，中枢での過敏状態も形成される。この中枢神経系の過敏状態が，痛みの増強や持続に大きく関与していることから，手術侵襲が加わる前（痛みが出現する前）から痛み刺激の脊髄への伝達を防ぎ，中枢神経系の興奮を阻止するため，積極的に鎮痛対策を行い術後痛の軽減を図る必要がある。

表1 痛みの神経学的分類

分類	侵害受容性疼痛		神経障害性疼痛
	体性痛	内臓痛	
障害部位	皮膚,骨,関節,筋肉,結合組織などの体性組織	食道,胃,小腸,大腸などの管腔臓器 肝臓,腎臓などの被膜をもつ固形臓器	末梢神経,脊髄神経,視床,大脳などの痛みの伝達路
痛みを起こす刺激	切る,刺す,叩くなどの機械的刺激	管腔臓器の内圧上昇 臓器被膜の急激な伸展 臓器局所および周囲組織の炎症	神経の圧迫,断裂
例	骨転移局所の痛み 術後早期の創部痛 筋膜や骨格筋の炎症に伴う痛み	消化管閉塞に伴う腹痛 肝臓腫瘍内出血に伴う上腹部,側腹部痛 膵臓がんに伴う上腹部,背部痛	がんの腕神経叢浸潤に伴う上肢のしびれ感を伴う痛み 脊椎転移の硬膜外浸潤,脊髄圧迫症候群に伴う背部痛 化学療法後の手・足の痛み
痛みの特徴	局在が明瞭な持続痛が体動に伴って増悪する	深く絞られるような,押されるような痛み 局在が不明瞭	障害神経支配領域のしびれ感を伴う痛み 電気が走るような痛み
随伴症状	頭蓋骨,脊椎転移では病巣から離れた場所に特徴的な関連痛*を認める	悪心・嘔吐,発汗などを伴うことがある 病巣から離れた場所に関連痛を認める	知覚低下,知覚異常,運動障害を伴う
治療における特徴	突出痛に対するレスキュー薬の使用が重要	オピオイドが有効なことが多い	難治性で鎮痛補助薬が必要になることが多い

＊：関連痛
病巣の周囲や病巣から離れた場所に発生する痛みを関連痛と呼ぶ。内臓のがんにおいても病巣から離れた部位に関連痛が発生する。内臓が痛み刺激を入力する脊髄レベルに同様に痛み刺激を入力する皮膚の痛覚過敏,同じ脊髄レベルに遠心路核をもつ筋肉の収縮に伴う圧痛,交感神経の興奮に伴う皮膚血流の低下や立毛筋の収縮を認める。上腹部内臓のがんで肩や背中が痛くなること,腎・尿路の異常で鼠径部が痛くなること,骨盤内の腫瘍に伴って腰痛や会陰部の痛みが出現することなどが挙げられる。

日本緩和医療学会緩和医療ガイドライン作成委員会編：がん疼痛の薬物療法に関するガイドライン2014年版,P.18,金原出版,2014.

術後の具体的な疼痛対策

経口薬

　非ステロイド性抗炎症薬(nonsteroidal anti-inflammatory drugs：NSAIDs)やアセトアミノフェンが使用されることが多く,NSAIDsは,オピオイドなどの麻

薬性鎮痛薬に比べ，呼吸抑制が少ないという利点がある。副作用としては体温低下，血圧低下，消化管出血，腎不全が生じることがある。

◉ 坐薬

ジクロフェナクナトリウム，アセトアミノフェンなどの経直腸投与は，効果発現が比較的速く，静脈内投与や自己調節鎮痛（patient-controlled analgesia：PCA）と併用されることが多い。

◉ 筋肉内注射

臀部，上腕，大腿などの筋肉に薬液を投与する。臀部に比べて肩や大腿は強い痛みを伴う。

◉ 静脈内注射

個人差は生じるが，効果の発現が速いため，疼痛時に即効性を期待する時などに短時間で薬液を投与する。その鎮痛効果の確実性・強さの点から，オピオイドが使用されることが多い。副作用として呼吸抑制，悪心，鎮静などがある。アセトアミノフェンを手術終了前に投与することが多い理由は，術後に鎮痛薬の効果を長く継続させるためである。しかし，NSAIDsは抗炎症作用があるため，早めに投与することもある。病棟看護師への申し送りの際，どの薬剤をいつ使用したか把握しておき，確実に申し送る。

◉ 自己調節鎮痛 （patient-controlled analgesia:PCA）

患者が必要に応じて自身で鎮痛薬を投与できる方法である。ポンプ機能を有した器材を用いて，一定量の鎮痛薬が持続的投与される。また，強い疼痛が生じた際には，ボタンを押すことで鎮痛薬を追加して投与することができる（**写真1**）。

疼痛が出現する時，患者は遠慮する気持ちが生じて我慢の限界がきてから看護師を呼ぶことが多くある。強い疼痛が生じている状態で鎮痛剤を投与しても，疼痛の軽減は期待できない。こういったことからも，自己調節鎮痛は患者の苦痛を早めに軽減することができる方法と言え

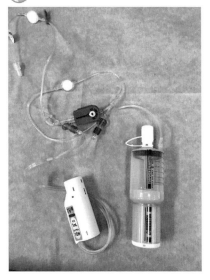

◉ 写真1　PCA装置

る。手術前の診察や術前訪問時に使用方法を患者に説明しておくことが重要である。その際，看護師に操作してもらうことが可能であること，痛みの限界が来る前に早めに操作する方が鎮痛薬の効果が発現しやすいことも説明する。術前訪問などで，実際に実物を触ってもらい，パンフレットなどを用いて説明すると，患者はイメージをつかめるため，理解しやすく，痛みに対する不安の軽減につながる（**写真2**）。PCAの副作用として術後悪心・嘔吐（PONV）が挙げられる。過去に手術歴を受けてPCAを使用してPONVが出現した患者は，PONVが出現する危険性が高いため，術前訪問時に必ず確認する。

神経ブロック ―硬膜外鎮痛法

手術時に挿入された持続硬膜外カテーテルを通して薬剤を投与する

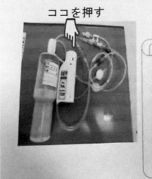

写真2 PCA指導用パンフレット

表2 硬膜外カテーテル留置を行った際の観察項目

①血圧低下　　　　②呼吸抑制
③運動麻痺・感覚麻痺　④神経障害
⑤硬膜穿刺後頭痛

ことにより，末梢性の疼痛を除去・軽減する。頸部〜下肢の広範囲にわたって適用することができる。使用する薬液によって鎮痛時間・遮断する神経線維の種類・分節の広がりを調節できる利点がある。

この方法は，術中の鎮痛も図ることができ，術後患者の回復を促進させることを期待できる。副作用として局所麻酔中毒，尿閉，掻痒などがあり，重大な合併症として全脊椎麻酔，神経損傷，硬膜外血腫の危険があり，抗凝固薬使用患者では相対的禁忌となっている。

硬膜外カテーテル留置を行った際は，**表2**の項目を観察する。

● 自己調節硬膜外鎮痛 (patient-controlled epidural analgesia：PCEA)

PCAと同様，自分でスイッチを押すことによって鎮痛薬を注入する方法である。鎮痛効果の改善と運動神経遮断や呼吸抑制など副作用を最小限に抑えるために低濃度局所麻酔薬とオピオイドを併用することが多く，一般病棟でも，十分安全に施行できる効果的な鎮痛法であると言える。

● 末梢神経ブロック

創部浸潤ブロックや末梢神経ブロックは，オピオイドなど麻薬性鎮痛薬の全身投与を減量でき，併用することで麻薬性鎮痛薬の副作用の軽減を図ることができる。神経ブロックの持続時間も局所麻酔薬によってさまざまであるが，8～13時間と言われており，時に注入後24時間まで効果が持続することもある。エコーガイド下で神経ブロックを施行することが多く，その確実性・安全性が飛躍的に向上している。

腕神経叢ブロック，腰神経叢ブロック，大腿―膝窩神経ブロック，頭皮神経叢ブロック，創部浸潤などの種類がある。

開胸後術後痛には肋間神経ブロック，胸部傍脊椎神経ブロックが行われる。胸部傍脊椎神経ブロックは，単回あるいは留置カテーテルを通して局所麻酔薬を投与する方法であり，胸部・乳腺・上腹部手術や肋骨骨折痛の治療として施行されており，鎮痛効果は大きい。

肋間神経ブロックは短期間の術後鎮痛をもたらし繰り返して施行できる簡便な方法であるが，合併症として気胸発生の危険性があるため，バイタルサイン，呼吸状態の観察を行う必要がある。

● 胸腔（膜）内投与

局所麻酔薬を胸腔内背側の壁側胸膜と内肋間膜の間にある肋間神経に浸潤させると共に胸腔内の交感神経や内臓神経の遮断により鎮痛を図る。欠点としては大量の局所麻酔薬を必要とする点がある。ほかの鎮痛方法と比較して，効果の期待は望めず，横隔膜や呼吸筋の筋力低下を来す可能性が指摘されている。

* * *

薬剤の過量投与を防止して安全に手術を受けることができるよう，使用薬剤，使用時間，使用量を必ず把握しておく。疼痛はつらいだけでなく，全身に有害な影響が多くあるため，さまざまな鎮痛法の特徴を理解しておく必要がある。

一人前

ここでは，疼痛に関連した全身への影響と，疼痛の評価スケールについて述べる。

疼痛の全身への影響

術後痛は疼痛の程度・種類・部位によって，多臓器にわたってさまざまな悪影響を及ぼす。呼吸器系では深呼吸や咳嗽が困難となり，循環器系では交感神経系が常に興奮した状態になると血圧上昇や頻脈が生じ，心筋虚血や不整脈，出血リスクが高まる。また，疼痛により長期臥床時間となると，静脈血栓のリスクも高まる[4]（**表3**）。

疼痛の評価スケール

加齢に伴い，疼痛閾値の上昇が起こり，痛みの訴えがはっきりしないこともあるため，患者の呼吸状態，循環動態，血液データ，画像データの観察が必要である[5]。

患者の疼痛の程度を知り，個々に合った方法で早期から疼痛の緩和に努め，有効な疼痛コントロールをすることが非常に重要である。評価スケールには，主観的な評価（**図**）と客観的な評価の2種類があり，患者の状態に適した評価スケールで，継続して評価を行う必要がある。

以下に疼痛の評価スケールを解説する。

表3 術後疼痛による影響

呼吸器	浅呼吸／咳嗽困難／無気肺／低酸素血症／高二酸化炭素血症／肺炎
循環器	出血／高血圧／頻脈／不整脈／心筋虚血
内分泌・代謝	高血糖／水分貯留／Na貯留／タンパク異化
消化器	腸蠕動運動低下／イレウス
凝固	血小板凝集／凝固亢進／線溶低下／深部静脈血栓症／肺血栓塞栓症
その他	免疫能低下／神経障害／術後疼痛遷延／大脳皮質機能障害／灼熱感／しびれ感／アロディニア（触刺激に対する痛み）／心因痛／不快情動／睡眠障害

図 疼痛（主観的な痛み）の評価スケール

VAS（visual analogue scale）

痛みがない　0 ────────── 100mm　これ以上の痛みはないくらい痛い

NRS（numerical rating scale）

0　1　2　3　4　5　6　7　8　9　10

FPS（faces pain scale）

0 痛みなし／1 わずかに痛い／2 もう少し痛い／3 さらに痛い／4 かなり痛い／5 これ以上ない痛み

表4 PHPS（Prince Henry pain scale）

スコア	項目
0	咳をしても痛まない
1	咳をすると痛むが，深呼吸では痛まない
2	深呼吸をすると痛むが，安静時痛はない
3	安静時痛があるが，鎮痛薬は不要
4	安静時痛があり，鎮痛薬が必要

Movafegh A et al：Post-thoracotomy analgesia-comparison epidural fentanyl to intravenous pethidine. Middle East J Anesthesiol 19（1）：111-122，2007.を引用，一部改変

● VAS（visual analogue scale）

　主観的な痛みの評価スケールである。紙の上に10cmの線を引いて左端に0（全く痛みなし），右端に100（今までで一番強い痛み）と記載する。患者に「あなたの痛みはどれくらいですか？」と質問して0〜100の間のどのあたりになるのか指さしてもらうことにより痛みの程度を評価する。

● NRS（numerical rating scale）

　主観的な痛みの評価スケールである。直線を「痛みがない：0」から「最悪な痛み：10」までの11段階に区切って，患者自身に現在の痛みに相応する数値を示してもらい，痛みの程度を評価する。

● FPS（faces pain scale）

　主観的な痛みの評価スケールである。痛みの表現を言語や数値ではなく，人の顔の表情によって評価するスケールである。患者に自分の心情に近い表情を選んでもらい，痛みの程度を評価する。

● PHPS（Prince Henry pain scale）（表4）

　咳や深呼吸などの行動面を含めた痛みの評価であり，0〜4の5段階を患者への問診で評価する。主に術後疼痛の評価として用いられる。

表5 BPS (behavioral pain scale)

項目	説明	スコア
表情	穏やかな	1
表情	一部硬い：例えば，眉が下がっている	2
表情	全く硬い：例えば，瞼を閉じている	3
表情	しかめ面	4
上肢	全く動かない	1
上肢	一部曲げている	2
上肢	指を曲げて完全に曲げている	3
上肢	ずっと引っ込めている	4
人工呼吸器との同調性	同調している	1
人工呼吸器との同調性	時に咳嗽，大部分は呼吸器に同調している	2
人工呼吸器との同調性	呼吸器とファイティング	3
人工呼吸器との同調性	呼吸器との調整がきかない	4

BPS (behavioral pain scale) (表5)

人工呼吸管理中の患者を対象とし，患者の表情，上肢の動き，人工呼吸器との同調性をそれぞれ1～4点で医療者が評価する。

CPOT (critical-care pain observation tool) (表6)

気管挿管されている場合，されていない場合の両方に使用できる。患者の表情，体の動き，人工呼吸器との同調性（挿管の場合）または発声（非挿管の場合），そして筋緊張の4項目を，それぞれ0～2点で，医療者が評価する。

＊　＊　＊

疼痛が強いと，患者は，精神的ストレスや呼吸・循環・代謝の悪影響などさまざまな不利益を被ることになる。患者に合った疼痛の評価スケールを用いて疼痛をコントロールすることは，生活の質（quality of life：QOL）の向上を図ることができ，患者の早期離床を促すことができる。

引用・参考文献
1）日本緩和医療学会緩和医療ガイドライン作成委員会編：がん疼痛の薬物療法に関するガイドライン2014年版，P.18，金原出版，2014.
2）国際疼痛学会（IASP）ホームページ：2017 Global Year Against Pain After Surgery, 報告書No.5 成人における術後疼痛管理

表6 CPOT (critical-care pain observation tool)

項目	説明		スコア
表情	緊張なし	リラックス	0
	しかめる，眉間のしわ，こわばる，筋肉の緊張	緊張	1
	上記に加えて，強く眼を閉じている	顔をゆがめる	2
体の動き	動かない	動きなし	0
	ゆっくり慎重な動き，痛いところを触ったりさすったりする	抵抗	1
	チューブを引き抜く，突然立ち上がる，体を動かす，命令に応じず攻撃的，ベッドから降りようとする	落ち着きなし	2
人工呼吸器との同調（挿管患者）または発声（挿管していない患者）	アラームがなく，容易に換気	同調	0
	アラームがあるが，止んだりもする	咳嗽はあるが同調	1
	非同期：換気がうまくできない，アラーム頻回	ファイティング	2
	通常のトーンで会話	通常の会話	0
	ため息，うめき声	ため息，うめき声	1
	泣きわめく，すすり泣く	泣きわめく	2
筋緊張	受動的な動きに抵抗なし	リラックス	0
	受動的な動きに抵抗あり	緊張，硬直	1
	受動的な動きに強い抵抗あり，屈曲・進展できない	強い緊張，硬直	2

　　https://s3.amazonaws.com/rdcms-iasp/files/production/public/2017GlobalYear/FactSheets/Japanese/5.%20Postsurgical%20Pain%20Management.Schug-Japanese.pdf（2019年6月閲覧）
3）日本麻酔科学会・周術期管理チーム委員会編：周術期管理チームテキストQ＆A，P.154，日本麻酔科学会，2014.
4）日本麻酔科学会・周術期管理チーム委員会編：周術期管理チームテキスト 第3版，P.746，日本麻酔科学会，2016.
5）日本外傷学会，日本救急医学会監修，日本外傷学会初期診療ガイドライン改訂第5版編集委員会編：改訂第5版 外傷初期診療ガイドライン JATEC，P.212，へるす出版，2017.
6）Movafegh A et al：Post-thoracotomy analgesia-comparison epidural fentanyl to intravenous pethidine. Middle East J Anesthesiol 19（1）：111-122，2007.
7）前掲4），P.750～754.
8）讃井將満：現代ICU鎮静には鎮痛が欠かせない—analgesia based sedationとは，日本臨床麻酔学会誌，Vol.31，No.3，P.422～431，2011.
9）JMS医療者向けサイトホームページ：術後痛の教室 術後コントロールの基礎知識，第1回術後痛とは
　　http://medical.jms.cc/diagnosis/ifp/pca/index_sp.html（2019年7月閲覧）
10）住谷真季他：神経障害性疼痛，日本医師会雑誌，Vol.146，No.5，P.946，2017.
11）日本ペインクリニック学会ホームページ：ペインクリニックで扱う疾患と治療の現在，急性痛：実践と治療
　　http://www.jspc.gr.jp/igakusei/igakusei_kyusei.html（2019年7月閲覧）

2 術後悪心嘔吐（PONV）

中尾康樹

・・・・・・ 初心者／新人 ・・・・・・

PONVとは

　手術後に起こる悪心・嘔吐のことを，PONV（postoperative nausea and vomiting）と言う。PONVは，それ自体が患者を重篤な病態に至らせるわけではないが，術後の患者満足度を低下させる大きな要因となる。また，近年では医療技術の進歩から，日帰り手術なども珍しくなくなっているが，PONVによる入院期間の延長などが早期退院を妨げる要因ともなる。

　PONVはどの患者にも起こり得る合併症だが，いくつかのリスク因子があることが分かっている。Apfelら[1]は，成人のリスク因子として女性，非喫煙者，PONVまたは乗り物酔いの既往，術後オピオイドの使用を4大リスク因子とし報告した。また，発生頻度として，これらのリスク因子の数が0なら15％，1つなら20％，2つなら40％，3つなら60％，すべて当てはまる場合は80％と予測されるとしている。そのほかのリスク因子として，若年者，揮発性麻酔薬，亜酸化窒素の使用や麻酔時間，術式（胆嚢摘出術，腹腔鏡下手術，婦人科手術），低酸素状態，低血圧などが挙げられる。

POVとは

　小児では悪心の評価が困難なため，術後の嘔吐としてPOV（postoperative vomiting）のリスク因子が調査されている。Eberhartらの[2]報告では，4つのリスク因子が予測因子として用いられており，30分を超える手術時間，3歳以上，POVの既往もしくは血縁者のPONVの既往，斜視手術とし，発生頻度はこれらのリスク因子の数が0なら9％，1つなら10％，2つなら30％，3つなら55％，すべて当てはまる場合は70％となることが記されている。

PONV（POV）の理解

このようにPONV（POV）は，患者，麻酔，手術要因などさまざまなリスク因子がある。手術を受ける患者にどのようなリスク因子があり，どの程度の可能性でPONVもしくはPOVを生じるのか術前にしっかり把握することが新人レベルとして重要となる。

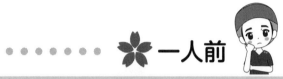
一人前

リスク因子のアセスメント

一人前レベルでは，まずはPONV（POV）に関する患者のリスク因子のアセスメントが必要となる。性別や喫煙歴などについては，カルテから情報を把握することが可能である。しかし，乗り物酔いの既往，過去の手術の際にPONV（POV）を発症したかなどについては，カルテから情報を得ることが難しいことが多いため，術前訪問を実施し，患者自身から情報を得ることが重要となる。

患者のリスク因子を把握した後は，手術の担当チームで情報の共有を行う。特に麻酔科医師と情報を共有し，適切な麻酔方法を選択することが重要となる。麻酔方法として，全身麻酔自体がリスクとなるため，可能であれば区域麻酔を選択し，全身麻酔となった場合は，吸入麻酔を避け，完全静脈麻酔（プロポフォール）にて麻酔を行うこと，末梢神経ブロックやアセトアミノフェン，NSAIDsなどで鎮痛を行い，周術期に使用するオピオイドの量を最低限にすることなどが挙げられる。

PONVの予防薬・治療薬

PONVの予防薬として，デキサメタゾン，ドロペリドール，オンダンセトロンなどがある。海外ではオンダンセトロンがスタンダードに用いられているが，日本では保険適応が抗悪性腫瘍薬投与に伴う消化器症状となっており，PONVでは保険適応外となっているため注意が必要である。それぞれの薬品で投与するタイミングが異なり，一般的にデキサメタゾンは4〜5mgを麻酔導入時に静脈注射，ドロペリドールは0.625〜1.25mgを手術終了時に静脈注射，オンダンセトロンは手術終

了時に4mgを静脈注射する。そのほかの方法として術後ivPCA（patient controlled analgesia）を使う場合，ドロペリドールなどをivPCAにミキシングし，使用することもある。これは，持続的にオピオイドを投与することになるので，持続的な制吐作用を期待し，使用している。またリスク因子が3つ以上当てはまる患者には，複数の薬剤（デキサメタゾン＋ドロペリドールなど）を使用することもある。薬剤の副作用として，デキサメタゾンはステロイドのため高血糖に，ドロペリドールについてもQT延長の危険性があるため注意が必要となる。

　PONVの治療薬は，海外ではオンダンセトロンが用いられるが，やはり日本では保険適応外のため，ドロペリドールやメトクロプラミドが用いられている。ドロペリドールは1.25mgを静脈注射，メトクロプラミドは10mgを静脈注射し効果がなければ20mgまで増量するが，それぞれ副作用として錐体外路症状に注意が必要となる。錐体外路症状の代表的なものには，眼球上転や振戦，筋強直などがあり，手指の震えや筋肉のこわばりを認める時には注意が必要となる。

嘔吐時の看護

　PONV（POV）は手術室で発症することもあり，手術室看護師には嘔吐時の対応が求められる。患者は覚醒直後であり，意識が晴明でないことが多く，嘔吐は誤嚥のリスクも伴う。胃液を誤嚥すると誤嚥性肺炎など，さらなる合併症を引き起こすことになるので，速やかな対応が求められる。

　嘔吐時の対応のポイントとして，まずは顔と体を横に向け，誤嚥しないようにする（図）。手術台は狭いため，他の医療スタッフと声を掛け合い，協力して転落などの事故がないように安全を確保する。ただし，手術によっては禁忌肢位や禁忌体位があるため注意が必要となる。例えば，股関節の手術後は不用意に側臥位にすることで，脱臼などの合併症を起こすリスクがある。必要時には，ベッドローテーションなどを活用し体位を変えることも考慮する。

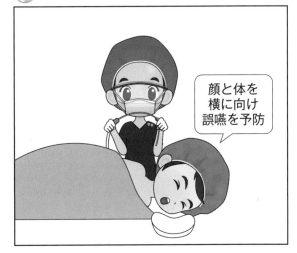

図 嘔吐時の対応のポイント

顔と体を横に向け誤嚥を予防

また，口腔内の嘔吐物を取り除くため，速やかに吸引が使えるようにすることも重要である。抜管前には実際に吸引ができるか確認を行う。いざ吸引を使おうとするときに吸引チューブが抜けていて吸引ができなかった，などといったことがないように事前の確認を確実に実施する。口腔内の吸引を行う際は，吸引チューブを挿入することが逆に嘔吐反射を誘発することがあるので注意する必要がある。気管内に誤嚥した可能性が高い場合は，鼻腔から吸引チューブを挿入する方が刺激が少ない。PONV（POV）が生じた後退室する際は，バイタルサインのモニタリングができる状態で移動を行い，誤嚥に伴うSpO_2の低下などバイタルサインの異常を早期に発見できるようにする必要がある。

　先述したように，PONV（POV）は，患者の手術の満足度を大きく低下させる要因となる。PONV（POV）が起こった時に速やかに行動できるようにすることも重要であるが，術後創部の痛みに苦しむ患者にとって，PONV（POV）はより大きな苦痛を与えることになる。そのため，術前から患者のPONV（POV）に関するリスク因子を手術チームで共有し，事前に対策を立てて手術を実施することで，PONV（POV）を起こさないようにすることが重要となる。

引用・参考文献
1）Apfel CC, Laara E, Koivuranta M, et al：A simplified risk score for predicting postoperative nausea and vomiting：conclusions from crossvalidations between two centers. Anesthesiology 1999；91：693-700.
2）Eberhart LH, Geldner G, Kranke P, et al：The development and validation of a risk score to predict the probability of postoperative vomiting in pediatric patients. Anesth Analg 2004；99：1630-1637, table of contents.
3）Gan TJ, Diemunsch P, Habib AS, et al：Consensus guidelines for the management of postoperative nausea and vomiting. Anesth Analg 2014；118：85-113.
4）日本麻酔科学会・周術期管理チーム委員会編：周術期管理チームテキスト　第3版，P.723〜725，日本麻酔科学会，2016.
5）稲田英一編：麻酔科医のための困ったときの3分コンサルト，P.160〜162，克誠堂出版，2016.
6）角田奈美，堤保夫，田中克哉：術後嘔気・嘔吐の最前線，臨床麻酔，Vol.40, No.4, P.573〜579, 2016.

第7章 最近のトピックス

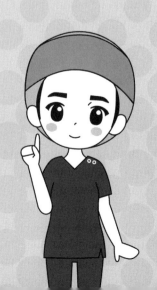

1 ロボット支援手術における手術看護

村上貴子

手術支援ロボット「ダ・ヴィンチ®」とは

　より患者に低侵襲で合併症の少ない手術を目指し，最先端手術として手術支援ロボット「ダ・ヴィンチ®」が導入され，前立腺全摘術，腎部分切除術，胃切除術，咽喉頭切除術，広汎子宮全摘術，胸腺摘出術など，分野が広がりつつある（**表1**）。

　術者がコンソールという指令装置を操縦し，手術支援ロボットのロボットアームに取り付けられた内視鏡とインストゥルメント（ロボット専用鉗子）を遠隔操作する。通常の内視鏡手術との違いは，①術者のモニター画面が3D画像であること，②鉗子操作の自由度が高く，手首から先の動きを術野で精密に再現できること，③手振れ防止機能により微細な鉗子操作を安定して行えることであり，これらのことから術野に手を入れているようにロボットアームを操作できることが利点である。また，スコピストが不要であり，用手的にカメラを把持することによるブレがなく，安定した手術視野が得られる。

　欠点は，遠隔操作のために感触が術者に伝わらないことや，大きく可動性の高いロボットアームが術野に入るため，特殊な手術体位を要することである。

　これらのことから術中出血の減少，手術時間の短縮，機能温存などが可能となり，合併症の発生を減少

表1 ロボット支援手術の保険適用変遷

保険適応年月	診断	術式（ロボット支援手術）
2012年4月	前立腺がん	腹腔鏡下前立腺全摘術
2014年4月	腎がん	腹腔鏡下腎部分切除術
2018年4月	縦隔悪性腫瘍	胸腔鏡下縦隔悪性腫瘍手術
	縦隔良性腫瘍	胸腔鏡下良性縦隔腫瘍手術
	肺がん	胸腔鏡下肺悪性腫瘍手術（葉切除または1肺葉を超えるもの）
	食道がん	胸腔鏡下食道悪性腫瘍手術
	心臓弁膜症	胸腔鏡下弁形成術
	胃がん	腹腔鏡下胃切除術
		腹腔鏡下噴門側胃切除術
		腹腔鏡下胃全摘術
	直腸がん	腹腔鏡下直腸切除・切断術
	膀胱がん	腹腔鏡下膀胱悪性腫瘍手術
	子宮体がん	腹腔鏡下子宮悪性腫瘍手術（子宮体がんに限る）
		腹腔鏡下腟式子宮全摘術

写真1　ダ・ヴィンチ®Si, Xi

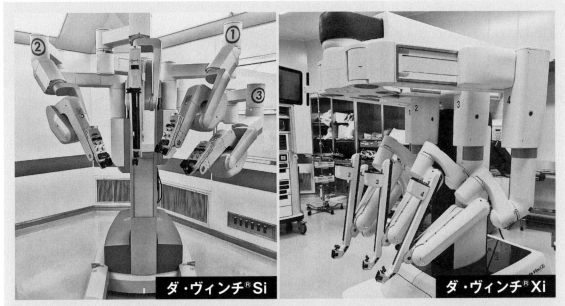

Xiは最新型で，従来のものよりアームが細くなりアーム同士の干渉が軽減し，手術時間の短縮につながり，体格の小さな患者にもスムーズに手術が行えるようになった。ペイシェントカートが患者に対しどの方法からも簡単に装着可能となったため，対応できる手術の幅が広がった。サージョンコンソールのビューア，アームレスト，フットペダル位置が執刀医師の体型に合わせて調整できるようになり，執刀医師が楽な姿勢で手術を行え，確実な手術につながっている。

させることができるため術後の早期回復につながり，結果的に低侵襲手術となる。

ダ・ヴィンチ®は，サージョンコンソール，ペイシェントカート，ビジョンカートの3点から構成されている。日本に普及しているダ・ヴィンチ®のタイプはS，Si，Xiであり，特徴を理解した上で手術環境を整える必要がある（**写真1，2**）。

写真2　ロボット支援腹腔鏡下前立腺全摘術（RALP）の手術の様子

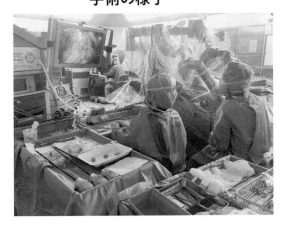

手術室看護師の役割

手術室看護師の役割は，先端手術を受ける患者の身体的・精神的側面に対する看護と術中の安全管理である。通常の手術に使用する器材準備に加え，ロボットアームの不規則な動作による身体損傷からの保護，超頭低位などの特殊体位による合併症の軽減，インストゥルメントなどの特殊器材管理など多岐にわたる。

● **写真3 陰圧式固定具を使用した体位固定**

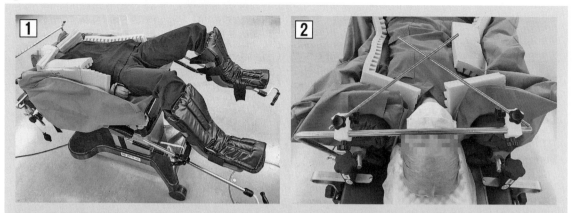

陰圧式固定具には除圧効果がないため，ソフトナース®などを挟み体圧分散を行う（①）。また，露出部分はロボットアームが当たらないよう皮膚保護の工夫が必要である（②）。頭低位の場合は，肩峰をソフトナース®，固定具で支持し，背抜きや時間ごとのローテーション解除により褥瘡発生，神経障害発生を予防する。

● 外回り

● 術前情報

通常の情報に加え，頭低位の場合は緑内障，脳血管疾患の既往に注意する。手術歴のある患者の場合，癒着による追加操作が考えられるため，準備が必要である。また，カーボテクト®（インストゥルメント焦げ付き防止クリーナ）使用時には，大豆抽出成分が含まれているため，大豆アレルギーの確認が必須である。

● 手術台の操作シミュレーション

術式に応じ，手術台をスムーズに操作でき，ロボットとのドッキングに支障がないよう事前にシミュレーションしておく。

● 物品準備

体位固定のための固定具やマットレスを準備する。陰圧式固定具（**写真3**）を使用する場合は，取り扱いを事前にシミュレーションし，手術台のローテーションテストをしておく。器械出し看護師と共に，開腹・開胸手術となった場合の器械・機材など物品準備を行っておく。患者の入室に備え，配線・器械の配置に気をつけ，部屋準備を行う（**図**）。

● 術中の観察ポイント

ロボット手術の麻酔中の生体反応は，腹腔鏡下あるいは胸腔鏡下手術の麻酔に準ずる。しかし，開腹・開胸手術と比較して良好な視野を得るために特殊な体位をと

図 ロボット支援腹腔鏡下前立腺全摘術（RALP）部屋配置図例

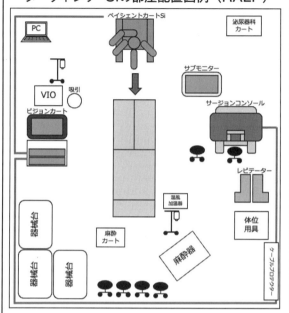

ダ・ヴィンチ®Siの部屋配置図例（RALP）

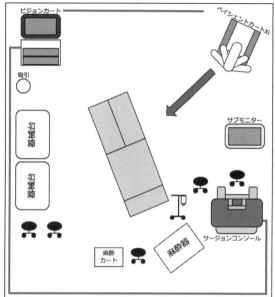

ダ・ヴィンチ®Xiの部屋配置図例（RALP）

ダ・ヴィンチ®のバージョンや手術室の構造を考慮した上で，配置を設定する。
通信用ブルーコードは繊細なため，配線（光ファイバー）を踏まないようにする。

表2 頭低位による身体への影響

呼吸	腹部臓器が横隔膜を頭側に圧排し，肺コンプライアンスの低下，無気肺が生じやすい。気管支挙上による気管支挿管に注意。肺水腫，頭頸部の浮腫による気道閉鎖に注意。
循環	眼圧の上昇による視力障害，脳圧の上昇に注意。
皮膚障害	肩筋挫滅症候群に注意する。
神経障害	腓骨神経麻痺や大腿神経麻痺，コンパートメント症候群が生じやすい。

妹尾安子他：特集 ロボット手術―チームで取り組むトラブルシューティング，全国アンケート結果，Japanese Journal of Endourology，Vol.27，No.2，P.241～245，2014．，鳥取大学医学部附属病院低侵襲外科センター編：ロボット手術マニュアル，P.176，メジカルビュー社，2012.を基に筆者作成

ることが多く，手術部位によって体位もさまざまであるため，体位による呼吸，循環への影響，皮膚障害，神経障害に注意が必要である。特に，ロボット支援腹腔鏡下前立腺全摘術（RALP）では頭低位となり，身体面への影響が大きい（**表2**）。

● 器械出し

ロボット手術の器材に加え，癒着による剥離操作のため，通常の腹腔鏡・胸腔鏡

手術の準備や出血時などの緊急対応として開腹・開胸手術移行時の準備が必要である。緊急レンチの準備はできているか確認しておく。

手術開始までに清潔操作でペイシェントカートのドレーピングを行う。インストゥルメントは長くカメラは重量があり，繊細なため広い管理場所を確保しておく。

インストゥルメントは使用回数が限られており，トラブルに備え日頃より動作確認やメンテナンスが必要となる。

多職種との協働

臨床工学技士（以下，CE）と協働し，配線，ロボットのロールイン，ロールアウトなどを分担するが，緊急ロールアウトに備え，基本的には外回り看護師も操作できるように習得が必要である。また，患者の状態から，必要な器材の準備や術操作の追加など外科医と協働し，スムーズな手術進行に備えておく。

トラブル発生時

器材トラブルとしては，インストゥルメントが最も多く，ワイヤーの破損や接触不良などが挙げられる。次いでカメラのトラブルが多く，カメラコードの断線，セットアップ時の調整不良，画像エラーなどが挙げられる。術中操作トラブルでは，体内の鉗子の接触や動作不良により緊急レンチを使用した強制撤去，電源が入らない，起動しない，過電圧によりブレーカーが落ちるなどが挙げられる。これらのことから，滅菌物の管理，緊急レンチの使用方法，術式変更による対応（ロボットの解除・緊急ロールアウト方法，開腹・開胸手術へのスムーズな移行）などができるよう備えていなければならない。

患者に関するトラブルでは，体温低下と褥瘡の発生（皮膚トラブル）が最も多く，次いで神経障害（上肢の痺れ，尺骨神経麻痺，腕神経叢麻痺），コンパートメント症候群，および類似した症状（下肢の硬結，腫脹，発赤）があり，静脈血栓塞栓症，皮下血腫，両眼の結膜浮腫，皮下気腫，肩筋挫滅症候群などの合併症の発生が挙げられる[1]。これらのことから，通常の安全管理に加え，ロボットの術式・体位に応じた褥瘡予防，体温管理の徹底やマニュアルの整備が必要となる。

まとめ

　ロボット手術の進歩で各科での低侵襲手術が可能となってきている。また，2018年診療報酬改定により分野の幅が広がり，手術室看護師はCEや麻酔科，各外科系診療科と連携し，ロボット手術チームとして合併症予防に取り組み，安全な手術を提供する必要がある。

引用・参考文献
1）妹尾安子他：特集 ロボット手術―チームで取り組むトラブルシューティング，全国アンケート結果，Japanese Journal of Endourology，Vol.27，No.2，P.241～245，2014.
2）水野友紀：ダ・ヴィンチ手術における看護師の役割と教育，実践安全 手術看護，Vol.5，No.6，P.69～74，2012.
3）鳥取大学医学部附属病院低侵襲外科センター編：ロボット手術マニュアル，P.168～178，メジカルビュー社，2012.

2 ハイブリッド手術における手術看護

野瀬珠美

ハイブリッド手術室とは

　ハイブリッド手術室とは，高性能なX線透視装置と手術台を一体化した手術室のことで，これまで手術室，心臓カテーテル室に別々に設置されていた機器を統合し，最新の医療技術に対応することが可能となった。高性能なX線透視装置は院内のカテーテル室などに設置されるのが一般的であり，手術室では移動型の装置を運び込んでX線透視・撮影を行いながら手術を行っていた。しかし，手術室では心・脳血管カテーテル造影X線装置程の出力は確保できず，高精細な透視画像などが必要な術式に対応できない状況であった。ハイブリッド手術室ではその場で手術台と連動して高度なX線撮影を行い，直ちに高画質な3D画像を作成・観察しながら，大動脈瘤治療，あるいは血管修復術の手術であるステントグラフト内挿術（thoracic endovascular aortic repair：TEVAR，endovascular aneurysm repair：EVAR），また，大動脈狭窄症患者への経カテーテル的大動脈弁置換術（transcatheter aortic-valve implantation：TAVI）などの最先端手術を，迅速かつ安全に実施することが可能となった。

　当手術センターのハイブリッド手術室は，PHILIPSエレクトロニクスジャパン製 Hybrid OR System AlluraXper FD20ORの天井吊り下げ型血管撮影診断装置と，手術台はMaque社のMagnusカーボン式テーブルを使用しており，装置自体も手術室の四隅に移動が可能であり，さまざまな手術に対応している（**写真**）。

　主な実施手術は，成人心臓血管外科の大動脈瘤ステントグラフト，低侵襲下心臓手術（minimally invasive

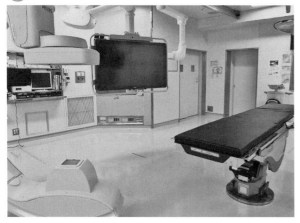

写真 ハイブリッド手術室

cardiac surgery：MICS），バルーン大動脈弁形成術，循環器内科の経カテーテル的大動脈弁置換術（TAVI），不整脈に対する各種心臓デバイス植込み術（ペースメーカー，植込み型除細動器）などが行われている。また，その他の診療科としては，産科の全前置胎盤合併帝王切開術，呼吸器外科の進行肺臓がん摘出術，救急科の骨盤骨折観血的整復固定術などが実施されている。ここでは，大動脈瘤ステントグラフト，経カテーテル的大動脈弁置換術（TAVI）について述べる。

大動脈瘤ステントグラフト

　従来の大動脈瘤の治療方法として，人工血管置換術が一般的であった。腹部大動脈瘤の手術では，傷の大きい開腹手術が行われていた。また，胸部大動脈瘤の手術では，大きく開胸し人工心肺装置を使いながら，人工血管に置換する手術が行われていたが，中でも胸腹部大動脈瘤手術では，侵襲が極めて大きく，肺合併症や脊髄麻痺などの合併症のリスクがあった。

　そこで低侵襲手術として，大動脈瘤ステントグラフト内挿術が開始された。ステントグラフトとは，ステントとグラフトを組み合わせて作成されたもので，細いデリバリーシステムを用いて大腿動脈から挿入し，患部で広げて瘤への血流を遮断させる。人工血管置換術と比べて切開部を小さくすることができ，所要時間も短いので，翌日から食事や歩行ができ，身体にかかる負担が少ないのが特徴である。

● 大動脈瘤ステントグラフト内挿術の合併症

エンドリーク：大動脈の内側に入れたステントグラフトと，大動脈壁の間に血液の漏れが起こること。

血管損傷：カテーテルやシースと呼ばれるステントグラフトを挿入していくためのデバイスにより，動脈が傷つく場合がある。動脈の解離や破裂が生じた場合には，追加の治療を必要とするため，緊急開腹や緊急開胸の準備は必須である。

血栓塞栓症：血管内操作によりプラークが遊離し，血栓となって血管を詰まらせること。詰まった血管によっては脳梗塞，心筋梗塞，腸の壊死などが起こり得るため，術後の観察・確認が必要である。

ステントグラフトによる側枝の閉塞：大動脈から分岐している大切な血管をステントグラフトで閉塞させた場合，その血管によって養われている臓器に傷害が起こる場合がある。腹部大動脈瘤治療では腎動脈の直下にステントグラフトを留置す

るため，腎動脈を閉塞してしまった場合には，腎動脈にステントを留置して修復する場合がある。また，胸部下行大動脈から分枝している脊髄を栄養する血管（アダムキュービッツ動脈）を，ステントグラフト内挿術により塞いでしまうことで，脊髄が虚血となり，両足の麻痺（対麻痺）を生じることがある。

経カテーテル的大動脈弁置換術（TAVI）

経カテーテル的大動脈弁置換術（TAVI）とは，重度の大動脈弁狭窄症の患者に対し，胸を開かず，心臓が動いている状態で，カテーテルを使って人工弁を患者の心臓に装着する治療法である。従来は大きく開胸し，人工心肺装置を用いて大動脈弁置換術（aortic valve replacement：AVR）を行っていたが，侵襲が少なく，人工心肺を使わずに大動脈弁を生体弁で留置することができるため，従来のAVRでは手術適応ではなかった重度の大動脈弁狭窄症患者にも適応されるようになった（**図**）。

TAVIの適応に関しては，日本循環器学会ガイドラインを参照する（**資料**）。

大動脈弁狭窄症とは，心臓の左心室と大動脈を隔てている弁（大動脈弁）の動きが悪くなり，全身に血液を送り出しにくくなる疾患である。原因としては，加齢や動脈硬化によるものが多い。症状としては，軽度なものでは現れにくく，ほかの病気の検査などで見つかる場合が多い。また，重症になってから発見されることも多く，重症になると狭心症（胸の痛み），失神，心不全症状（息切れなど）が現れ，治療を行わないと予後不良となる。一般的な生命予後は，狭心症が現れると5年，失神が現れると3年，そして心不全の場合は2年と言われており，突然死の危険性を伴う。

外科手術と比べてTAVIはまだ新しい治療法であるため，長期的な安全性と有効性についてはまだ十分に検討されていない。しかし最近の欧米からの報告では，少なくとも術後5年間の人工弁の耐久性について

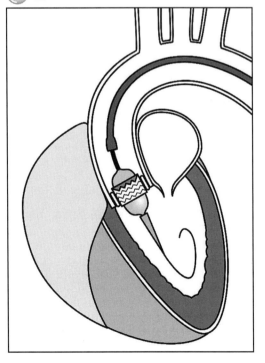

● **図 TAVI**

資料 TAVIの適応（解剖学的）

TAVI：経カテーテル的大動脈弁置換術，CT：コンピュータ断層撮影

クラスI

1. 経胸壁もしくは経食道心エコーに加えて心電図同期マルチスライスCTによる大動脈基部評価（弁輪径計測を含む）。レベルB
2. Thin slice造影CTを用いたアクセスルートの評価（血管径，粥状硬化性病変，蛇行）。レベルC
3. 術中透視画像に加え，経食道心エコーによるデバイスの位置，心機能，およびデバイス植込み後の人工弁機能評価。レベルB

クラスIIa

1. 経食道心エコーによる大動脈基部評価（弁輪径計測を含む）。レベルB

クラスIIb

1. 血管内エコーによるアクセスルートの評価。レベルC
2. カテーテル的血管造影によるアクセスルートの評価。レベルC

クラスIII

1. 18mm未満または29mm以上の弁輪径を有する（現状デバイスで）。レベルA
2. 心腔内血栓を有する。レベルC
3. 血行再建を要する臨床的重症冠動脈病変を有する。レベルC
4. 解剖学的に冠動脈閉塞のリスクが高い。レベルC
5. 上行大動脈に高度粥状硬化性病変を有する。レベルC

日本循環器学会．循環器病ガイドシリーズ2014年度版：先天性心疾患，心臓大血管の構造的疾患（structural heart disease）に対するカテーテル治療のガイドライン．http://www.j-circ.or.jp/guideline/pdf/JCS2014_nakanishi_h.pdf（2019年7月閲覧）

は確認されている。合併症としては，ステントグラフト同様に，血管損傷，血栓塞栓症などに加えて，留置時のデバイスからの弁の脱落や，留置部位の不適合などが挙げられる。この場合，直ちに外科手術へ移行しなければならない。そのためには，術前のハートチームによる症例カンファレンスや，緊急時の対応マニュアルの作成と，定期的なシミュレーションが重要となる。

引用・参考文献

1) 日本循環器学会：循環器病ガイドシリーズ2014年度版 先天性心疾患，心臓大血管の構造的疾患（structural heart disease）に対するカテーテル治療のガイドライン．
   http://www.j-circ.or.jp/guideline/pdf/JCS2014_nakanishi_h.pdf（2019年7月閲覧）
2) 川瀬鉄典，川副浩平：後天性心疾患の管理，国立循環器病研究センター心臓血管部門編：新心臓血管外科管理ハンドブック，P.211〜217，南江堂，2005.
3) 明神哲也：主な術後合併症，ハートナーシング2012年春季増刊 疾患別ナースのための心臓大血管手術 周術期管理のポイント，P.50〜53，メディカ出版，2012.
4) 松村佳苗：5．弁膜疾患 大動脈閉鎖不全症（AR），重症集中ケア，Vol.9，No.1，P.33〜38，2010.
5) 露木奈緒他：心臓弁置換術後管理，重症集中ケア，Vol.10，No.2，P.111〜119，2011.

第8章

手術室内の教育システム

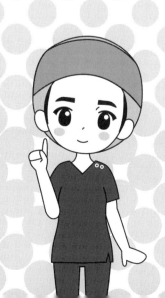

1 教育方法の紹介
〜大阪医科大学附属病院

灘本　武

　日本看護学会の『手術看護業務基準』の中には，手術室看護師の実践能力向上を支援するために，人材育成のビジョンを持った教育体制やプログラムの構築と，手術室看護師個々のキャリアデザインを支援することの必要性について挙げられている[1]。

　当院は大学病院という特性上，多診療科の手術や最先端医療機器を活用した手術が行われると共に，手術に携わる看護師は個々の経験や習熟度に応じ，安全な手術看護を提供することや自己のキャリアビジョンを見据えた研鑽が求められる。

　ここでは，当手術室での教育体制やその内容の一部を紹介したい。

当手術室の看護チーム制と教育担当チーム

● 看護チーム体制（図1）

　当手術室は約60人の看護師で構成され，固定チームナーシングを採用している。手術部看護副部長兼看護師長と業務担当主任，教育担当主任がおり，新人・2年目看護師を除く看護師は「眼科」「整形外科」「心臓血管外科」のどれかのチームに属している。この3科は当手術室ではより専門性の高い診療科としてチーム分けされ

● 図1　看護チーム体制

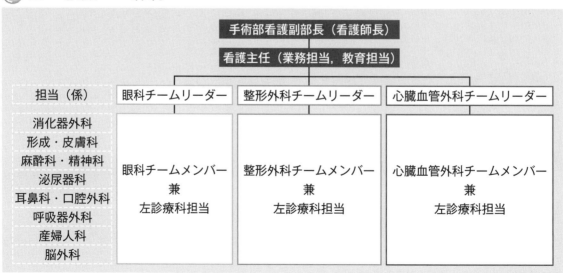

● 図2 手術室教育体制

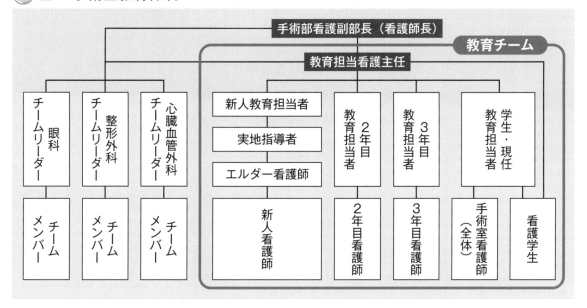

ており，原則担当している診療科チームの手術を専門としている。それ以外の診療科については担当（係）として配置し，チームに所属しながら他の診療科の担当を担っている（3チーム以外の診療科はすべての看護師が担当する）。

● **教育評価・教育担当**（図2）

　教育評価ツールとして，看護部教育委員が作成したジェネラリスト用クリニカルラダーに加え，日本手術看護学会の『手術看護師の「臨床実践能力の習熟度段階」（クリニカルラダー）』[2]を当院に合わせ改訂したものを併用している。

　手術室の教育は教育担当主任を主として，「新人教育担当」「2年目教育担当」「3年目教育担当」「学生・現任教育担当」の4つの担当者に分け教育担当チームとして構成している。各担当は教育担当主任と連携し，対象経年者の教育計画や支援を行っている。

　4年目以上の看護師や前述の各チーム教育は，各チームリーダーが主として行い，教育チームと連携している。

新人教育

● **新人看護師を迎えるにあたり**

　基礎教育を終え臨床に配属された新人看護師は，「看護師としてやっていけるのか」「どのような現場なのか」などさまざまな不安を抱いている。1人の手術室看

護師として知識・技術の習得を支援し一人前に育てることも必要であるが，この時期の新人看護師は現場の人間関係やどのような先輩看護師がいるかなどの不安が強いと考えられ，部署を理解し少しでも関係性を作り上げるかかわりが必要である。

　新人看護師にとっては多くのスタッフの顔や名前を覚え，さらに関係を築くことは大変なことである。そのため，部署配属時に，新人看護師に向けたウェルカムボードを壁一面に設置し，配属されたことに対する歓迎と，スタッフ一人ひとりの写真や名前，新人に向けてのメッセージを掲示している。これにより，どのような先輩がいるかを知ってもらえると共に，先輩たちが歓迎していることに安心感を感じてもらえるようにしている[3]。

●新人教育体制（図2）

　当院における新人教育体制は，新人に対し1人の実地指導者が担当し，年間目標が達成できるよう技術指導のみならず心身面も含めたかかわりを行っている。しかし，実地指導者は主に6年目以上の看護師が担っており，新人看護師にとっては経験年数の差から小さな相談や悩みの表出が行いにくい状況もある。そのため当院では，2年目看護師にエルダー看護師という役割を与え，新人一人ひとりを担当している。これにより，新人看護師を中心とし教育担当主任，新人教育担当者，実地指導者，エルダー看護師など部署全体で知識・技術のみならず，より細かな心身面のサポートが行える体制を整えている。

●新人教育方法

　当手術室では，配属後1週間はオリエンテーションを行い，さらに手術見学経験を終え，器械出し看護から経験し，11月頃から外回り看護実践を行っている。

●配属時オリエンテーション

　看護基礎教育では，手術室看護についての教育はほとんど行われておらず，新人にとっては初めて経験することが大半である。そのため，4月配属後1週間は環境に慣れてもらい，手術室でどのような看護が行われているか，どのような技術が必要なのかを学ぶ期間としている。特に，「ガウンテクニック」「手術時手洗い」「滅菌物の展開・取り扱い」「メス・糸針の取り扱い」などについては手術看護を行う上で基礎的技術であり安全管理上も重要になるため，基礎的な技術指導から実際の取り扱いも含めたシミュレーション教育を行っている。

●手術見学経験

　オリエンテーション終了後，器械出し・外回り看護を先輩看護師に付きシャドー

として経験することで，実際の手術の様子や手術看護の役割について学ぶ機会としている。この期間は各手術の細かな内容を学ぶのではなく，手術看護の実際を学び環境に慣れることを第一の目的としている。

●器械出し看護教育

器械出しは4月下旬から年間手術目標に基づき経験が始まる（表）。経験進度は基本的な技術を確実に習得できる術式から始め，段階的に複雑な術式を経験させ安全かつ確実に根拠を持った器械出し看護技術の習得を目指す（図3）。また，1つの術式の器械出し看護を1人で行うまでの段階として，まず先輩看護師の手術の見学を行い，次に先輩看護師がフォローを行いながら新人看護師がメインで器械出し（前立ち）を行い段階を経て，1人で実施可能（独り立ち）かの見極めを行っている（図4）。独り立ち後も新人を支援する経験年数の外回り看護師がサポートを行う。また，独り立ちまでの手術経験回数は術式や新人の個別性などにより適宜変更している。

●外回り看護教育

外回り看護を1人で行う前に，まず外回り看護に必要な挿管介助やポジショニングなどの技術を根拠に基づき安全に行えるよう指導を行っている。その上で1人の患者に対する手術看護の過程を一連として経験させることで，手術を受ける患者に対し安全かつ安楽に看護することの重要性を学び，必要な技術を習得できるようにしている。

●看護を語り，聴く場をつくる

当院においては，新人教育の一環で院内すべての新人看護師を対象に自己の看護を語る研修が行われている。しかし，手術室に配属された新人看護師の中には，自己が描く看護とのギャップや看護について自問自答し悩む者も少なくない。そのため，当手術室独自に，指導者が看護観や過去の経験から手術看護を語る場をつくり，新人看護師と共に看護を考える機会を設けた。今後においては，新人・先輩看護師・指導者がそれぞれの看護について語り深める機会をさらに検討したいと考えている。

2・3年目教育・現任教育

2・3年目教育に関しては，それぞれに教育担当者を設け個々の個別性や目標達成状況を踏まえて毎年度初めに年間目標を設定している。1～3年目は状況により

表 1年目看護師の年間手術目標（器械出し）

科名		術式	科名		術式
消化器	前中期	乳房切除術，温存術	脳外	前中期	開頭脳腫瘍摘出術
		腹腔鏡下胆嚢摘出術（シングルポート）			穿頭血腫除去術（2年目優先）
		腹腔鏡下結腸切除術			V-Pシャント術（2年目優先）
		腹腔鏡下人工肛門造設術			L-Pシャント術（2年目優先）
		開腹人工肛門閉鎖術		その他	クリッピング術
		腹腔鏡下低位前方（S状結腸）切除術			STA－MCA血管吻合術
		腹腔鏡下ソ径・腹壁瘢痕ヘルニア術			ハーディー手術
		腹腔鏡下幽門側胃切除術			頭蓋形成術
	後期	腹腔鏡下超低位前方切除術（ISR）			オンマイヤー留置術
		腹腔鏡下超低位前方切除術（ハルトマン手術）			脳室ドレナージ術
		腹腔鏡下超低位前方切除術（マイルズ手術）	耳鼻科	前期	頸部手術（甲状腺・耳下腺・リンパ節）
		腹腔鏡下超低位前方切除術（TAMIS）			鼻内内視鏡手術
	その他	小児）ソ径・臍ヘルニア（3年目優先）			鼻中隔矯正術
		小児）停留精巣（3年目優先）		中期	鼓室・鼓膜形成術
		腹腔鏡下噴門側・胃全摘術（3年目優先）		その他	気管切開術
		開腹腸切除術（イレウス・腹膜炎含む）（2年目優先）			根本術
		開腹胃切除術（3年目優先）			舌・舌部切除術
		CVポート挿入			喉頭全摘出術
婦人科	前期	帝王切開術	口外	前期	嚢胞摘出・抜歯術
		開腹単純子宮全摘・付属器摘出・筋腫核出		中期	腫瘍摘出術
		腹腔鏡下卵巣嚢腫摘出・付属器摘出術		その他	インプラント埋入術（2年目優先）
		腹腔鏡下子宮筋腫核出術（補助下を含む）			観血的整復術（プレート使用）
		腹腔鏡下単純子宮全摘術	形成	前期	瘢痕拘縮形成術
	中期	子宮頸部円錐切除術（YAGレーザー）			腫瘍摘出術
		開腹広汎・準広汎子宮全摘術			眼瞼下垂手術
		腹腔鏡下広汎・準広汎子宮全摘術		中期	リンパ管吻合（マイクロ使用を含む）
		子宮鏡手術（TCR）			皮弁形成（有茎）
		腟式子宮全摘術（VT）		後期	植皮術
	その他	頸管縫縮術（マクドナルド）			プレート・ジンマー使用手術
		TVM		その他	デブリードマン
呼吸器	前中期	胸腔鏡下ブラ・肺切除術			電動デルマトーム使用（2年目優先）
	後期	開胸肺切除術			ダーマトーム使用（2年目優先）
心外	前期	ペースメーカー植え込み術	皮膚科	その他	腫瘍摘出術
		ペースメーカー交換術			植皮術
		下肢静脈瘤手術			ダーマトーム使用
	その他	ICD植え込み術	泌尿器	前中期	TUR-Bt
		ICD交換術			内シャント造設術
		CRTD植え込み術			包茎手術
		CRTD交換術			停留精巣手術
				後期	腹腔鏡下腎臓摘出術
				その他	TUR-P
			麻酔科	中後期	ブロック（外回り）
					無痙攣（外回り）

図3 段階的な手術経験

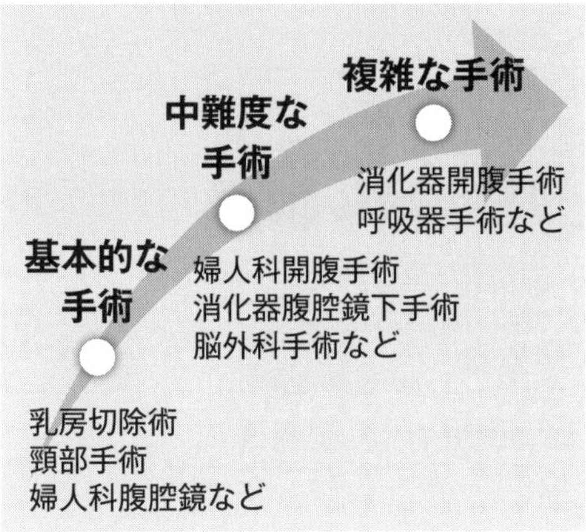

基本的な手術
乳房切除術
頸部手術
婦人科腹腔鏡など

中難度な手術
婦人科開腹手術
消化器腹腔鏡下手術
脳外科手術など

複雑な手術
消化器開腹手術
呼吸器手術など

図4 器械出しを1人で行うまで

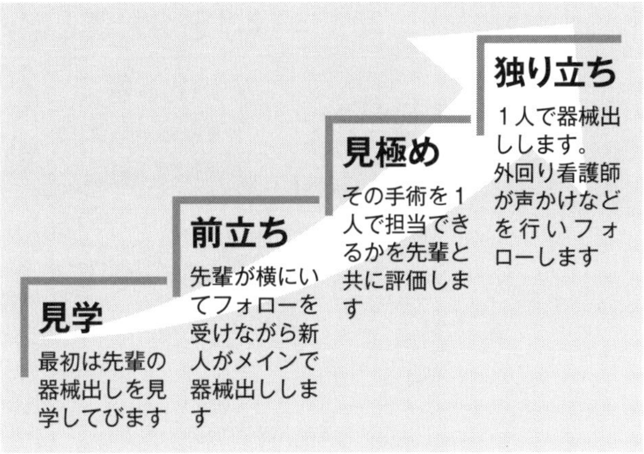

見学
最初は先輩の器械出しを見学してびます

前立ち
先輩が横にいてフォローを受けながら新人がメインで器械出しします

見極め
その手術を1人で担当できるかを先輩と共に評価します

独り立ち
1人で器械出しします。外回り看護師が声かけなどを行いフォローします

術式ごとの達成目標が重複することもあるため，教育チームで情報を共有し，適した時期に経験と目標達成が行えるようにしている。またそのために，毎月教育チームで手術室内の教育に関する内容を検討する会議を開催し，現状や課題分析を行い日々の教育活動に反映している。

手術室内の教育

部署内学習会（写真）

毎年度，昨年度の部署の課題やスタッフの要望に加え，バランススコアカードに上げられている部署内の目標に基づき，部署学習会計画を教育チームで計画している。定例開催としての頻度は月に1回であり，非定例開催として，各担当・役割において手術室看護師としてより学びを深める必要があったテーマに関しても随時行っている。

また，部署内外問わずに積極的に研修に参加してもらうために，視覚的に興味を示す掲示物を教育チームで作成しスタッフ全体に案内をしている。

その他の教育

上記以外にも，手術看護においては多岐にわたる教育を行う必要がある。

当院では，2018年6月に発生した大阪府北部地震や同年9月の台風の接近，2019年1月に発生した当院を含む近隣大施設の停電などさまざまな災害を経験している。その中で手術室の特徴を踏まえた机上訓練の強化や，今後新たな非常事態への対応に向けた手術室独自のシミュレーションによる災害対策を検討している。

また，多職種が1人の患者の手術を行う手術室の環境では，予期せぬ医療事故や

● 写真 年間学習会計画と案内ポスターの例

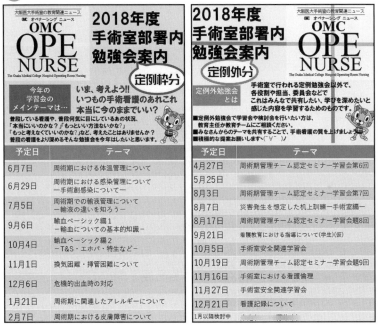

予期し対策を講じていたにもかかわらず生じる医療事故が発生する可能性も少なくない。手術を受ける患者に安全な手術環境や看護を提供するためにも当手術室では，危険予知トレーニング（KYT）として模擬事例を用いた検証や，アクシデント・インシデントのみでなく日常の中でヒヤリはっとしたこと，またその場を見て医療事故につながる可能性があるものに関して報告会を行い，スタッフ全体で共有している。

　　　　　　　　　　　　＊　＊　＊

　手術を受ける患者が安全な手術を受けるためには，手術医療ならびに手術看護を提供する人材の育成と質の担保が必要不可欠となる。各施設における，病院体制や手術室の状況を踏まえ，行うべき教育とは何かを考えその役割を果たすことが，手術看護を提供する私たちに求められていると考える。

引用・参考文献
1) 日本手術看護学会監修，日本手術看護学会手術看護基準・手順委員会編：手術看護業務基準，P.135，日本手術看護学会，2017.
2) 日本手術看護学会：手術看護師の「臨床実践能力の習熟度段階」（クリニカルラダー）2011年改訂版，日本手術看護学会，2011.
3) 杉山望美，寺前智子，山根悠香：A大学病院手術室看護師の新人と先輩の関係性構築のための自己紹介ポスターに関する実態調査，平成28年度大阪医科大学附属病院看護研究集録，P.83～87，2016.

② 教育方法の紹介
～京都第一赤十字病院

谷山智子

当院の教育体制

　当院の新人教育は，「赤十字看護師の看護実践能力の指標」（以下，キャリア開発ラダーレベル）と「日本赤十字社の新人教育研修システムガイドライン」に基づいて，病院の教育委員会が教育計画を立案している。この教育計画は新人の1年間を5段階に分け，1段階ごとのステップにして新人が目指す状態を具体的に示している（**資料1**）。この計画を基に，各病棟がその特色に合わせた教育を行っている。

　新人指導体制は，各病棟に所属する教育委員と年間の教育計画を立案・運営する教育担当者と教育計画に則り実践現場で直接新人とかかわる実地指導者という役割で構成されている。

　教育委員は部署の係長が担い，教育担当者はキャリア開発ラダーレベルⅢ（手術看護実践者ラダーレベルⅢに当たる）相当の看護師，実地指導者はキャリア開発ラダーレベルⅡ（手術看護実践者ラダーレベルⅡに当たる）を目指す看護師を配置している。この体制は，実地指導者と教育担当者が指導方法や接し方などを相談し，さらに，教育委員が指導者たちの悩みや問題点を拾い上げ指導し，そして，病院内全体の問題点として委員会に上げることで解決している。この体制は，育み育まれる当院の組織風土の土台となっている。

手術室での新人教育計画

● 月間目標と技術の習得

　手術室ではさまざまな教育活動を行っているが，本稿では新人教育の力を入れているところに焦点を当て，紹介する。当手術室に配属される看護師のほとんどは新卒看護師で，毎年4～5人の新人が配属される。病院が掲げる新人教育計画を教育委員が部署に持ち帰り，それを基に新人教育担当者が月間目標を決める（**資料2**）。

資料1 当院の新人教育計画　2019年度新人看護職員の教育に関する計画〜レベルIを目指すまで〜

〈目標〉
- マニュアルを見たり，助言を受けたりしながら，日常ケアに必要な基本的知識を活用し，優先度を決定することができる。
- 看護者の倫理綱領を知っており，対象を一個人として尊重できる。
- 自分の役割と責任を認識しながらも，自分の能力を超えた看護が求められる場合には，支援や指導を自ら得たり，業務内容について相談したりすることができる。
- 倫理的ジレンマに陥った時，赤十字の原則に基づいて行動しようとしている。

ステップ		ステップ1	ステップ2	ステップ3
到達時期のめやす		京都第一赤十字病院の職員として自覚を持ち，環境に慣れる時期	チームの一員であることを自覚し，安全な看護実践を行うための準備をする時期	看護ケアの根拠を考えながら，主な検査や処置を受ける患者の看護を実践する時期
		4月	5月〜6月頃	6月（夜勤オリエンテーション開始）〜8月
到達目標	臨床看護実践	1．電子カルテの基本操作が理解できる。 1）個人のパスワードの必要性が理解できる。 2）ベッドボードから得られる情報が理解できる。 2．プライバシーに配慮する方法が理解できる。	1．臨床看護実践における部署に必要な知識を深めることができる。 2．部署の基本的な看護技術を手順に沿って実施できる。 3．救急時の対応について理解できる。 4．生活者の視点で患者をみてニーズに目を向けようとすることができる。 5．電子カルテからケアに必要な情報収集・実施入力ができる。	1．主なパス患者の展開ができる。 （　　　　　） 2．代表的な疾患の1例の展開ができる。 （　　　　　） 3．担当した患者の看護ケアを安全確実に実践できる。 1）部署の代表的疾患3例について病態生理や治療が理解できる。 2）看護ケアの根拠を考え実践できる。 3）プライバシー配慮した実践ができる。 4）部署に必要な診療の補助や検査介助が3つ以上安全に行える。 （　　）（　　）（　　）
	マネジメント	1．社会人としての生活に慣れる。 2．部署の一員として職場環境に慣れる。 1）社会人としてのマナーを守る。 ①時間を守って行動できる。 ②身だしなみを整えることができる。 ③丁寧な言葉遣いができる。 ④あいさつができる。 3．就業規則を遵守する。 4．業務に必要な報告・連絡・相談ができる。 5．各種のマニュアルがあることを知っている。 （看護実践基準Iで統一されているマニュアル一覧参照） 6．マニュアルに沿った感染防止行動が理解できる。 1）標準予防策が実施できる。 2）医療廃棄物の取り扱いが理解できる。 7．病院および看護部の概要が理解できる。 1）病院・看護部の理念や基本方針，組織が理解できる。 2）病院の主な診療機能や設備が理解できる。 3）各科外来や検査室，薬剤部，手術室の場所が理解できる。 8．配属部署の概要が理解できる。 1）配属部署の医療・看護サービスの特徴が理解できる。 2）配属部署の看護体制が理解できる。 3）DPNSの目的とマインドを知る。 4）配属部署の構造や設備が理解できる。 9．一日の業務の流れが理解できる。 1）日勤業務の流れが理解できる。 2）日勤業務の役割分担が理解できる。	1．看護業務におけるコミュニケーションが円滑にできる。 1）チームの役割分担を理解できる。 2）チームの中（DPNSにおける）の自分の役割が理解できる。 3）指導のもとに自分が担当した業務ができる。 4）日常業務の中で必要な報告・連絡・相談ができる。 2．患者家族・医療従事者とよいコミュニケーションがとれる。 1）患者家族の思いを尊重することの重要性が理解できる。 2）事故防止におけるコミュニケーションの重要性が理解できる。 3）自分のコミュニケーション技術の課題が理解できる。 4）他職種とのコミュニケーションの重要性が理解できる。 3．守秘義務を遵守し診療情報を取り扱うことができる。 4．患者の安全確保に配慮することができる。 1）患者の身の回りに潜んでいる危険が理解できる。 2）日常起こしやすい事故の対策が理解できる。 3）指導を受けながら，薬剤を正しく安全に取り扱うことができる。 4）輸血マニュアルに沿って輸血を正しく安全に取り扱う方法を理解できる。 5）指導を受けながら酸素を安全に使用することができる。 6）患者の安全を守るためのモニタリングを理解できる。 7）輸液・シリンジポンプ等のME機器を安全に使用することができる。 5．マニュアルに沿って感染防止行動が行える。 1）医療廃棄物の取り扱いができる。 2）針刺し事故防止が行える。 6．事故発生時の報告・連絡ができる。 1）ヒヤリハット事例や事故報告の必要性が理解できる。 2）速やかに必要な報告や連絡ができる。 3）報告書が記載できる。 7．自己の目標を明らかにし，計画を具体化できる。 1）自分の適応状況および課題を言語化できる。 2）今年度の目標を言語化できる。	1．チームメンバーおよびパートナーとして行動できる。 1）1日の割り当てられた業務の優先順位を考えて行動できる。 2）メンバー（パートナー）として自分の役割を果たすことができる。 3）メンバー（パートナー）の行動に気づくことができる。 2．看護の継続の実際を理解できる。 1）外来と病棟との連携が理解できる。 2）他職種との連携の重要性と実際が理解できる。 3）退院調整や在宅療養支援についての取り組みを理解できる。 3．指導を受けながら，輸血を正しく安全に取り扱うことができる。 4．経済性を意識した行動がとれる。 1）処置伝票が正しく記入できる。 2）看護必要度が正しく入力できる。 3）物流システムを理解できる。 5．夜勤における自分の体調管理ができる。 6．医師の指示を正しく受けることができる。

〈計画のポイント〉
① ステップごとの到達目標を立案した。
（「新人看護職員研修ガイドライン」の中の「看護職員として必要な基本姿勢と態度」「技術的側面」「管理的側面」を目標に入れた）
② 原則，1年間受け持ち患者を持たず，担当看護師として学びを積み重ねる。
（ステップ5では，助言・指導を受けながら，プライマリーナースとして看護過程を展開し，学びを深める）
③ 夜勤開始までに部署に多い検査・処置に関する知識・技術の習得を目指す。
④ 静脈注射ラダーⅢを取得する。
⑤ 就職して経験が1年以降，1年半以内でレベルⅠの認定を受けることが望ましい。

ステップ4	ステップ5
多重課題に向き合いながら，チームメンバーの役割と責任を果たしていく時期	一年の自己の成長を実感し，ラダーの申請の準備をする時期
9月～12月	1月～
1. 主要疾患患者の看護過程が展開できる。 2. 複数患者の優先度を考えて行動することができる。 3. 患者の変化（症状，検査データ，反応など）に気づくことができる。 4. 患者に必要な24時間の生活援助が理解できる。 5. 倫理的ジレンマを感じることができる。	1. 日常のケアに必要な基本的知識（バイタルサイン，検査値などの正常値，所属部署の代表的な疾患の病態生理，治療）を活用できる。 2. 助言を得ながら，日常の体験の中から気づき，学ぼうとする。 3. 経験から対象にとって苦痛となることを感じることができる。 4. 助言を得ながら優先度を決定できる。 5. 時間をかければ自分で判断することもある。 6. 断片的だが状況把握ができる。 7. 指導を受けながら倫理上の問題点について着目することができる。 8. 倫理的ジレンマに陥った時，赤十字の原則に基づいて判断しようとしている。 9. 対象のニーズに目を向けようとしている。 10. 時間をかければ適切な行為を選択することがある。 11. 対象を一個人として尊重し受容的・共感的態度で接することができる。 12. 守秘義務を遵守し，プライバシーに配慮した実践ができる。 13. 対象および家族に実施しようとする行為について説明を行い同意を得て実践ができる。 14. 自分の責任を明確にするために，対象に担当であることを伝えている。 15. 助言を得ながら対象のニーズを充足することができる。 16. 行為をすることで自分なりの満足感を得ることがある。 17. 助言を得ながら自分の行為を振り返ることができる。
1. チームメンバーおよびパートナーの役割と責任を果たすことができる。 1）助言を得ながら，関連部門・他職種と連携できる。 2）夜勤または中日勤メンバーとしての責任と役割を果たすことができる。 3）夜勤リーダーの役割を理解できる。 4）チームリーダーの役割を理解できる。 5）プライマリーナースの役割を理解できる。 6）助言を得ながら複数の患者の看護ケアの優先度を考えて行動ができる。 2. 不規則な勤務の中で健康管理ができる。 3. 部署のさまざまな役割が目標達成と関連していることが理解できる。 4. 安全性を意識した物品管理ができる。 1）規定に沿って適切に医療機器・器具を取り扱うことができる。 2）看護用品・衛生材料の整備・点検を行うことができる。 5. 経済性を意識したコスト管理ができる。 1）患者の負担を考慮し，物品を適切に使用することができる。 2）費用対効果を考慮して衛生材料の物品を適切に選択することができる。	1. 病院・看護部の理念や目標，所属部署の目標が理解できる。 2. 所属部署の概要・看護目標・体制について理解できる。 3. 所属部署の目標達成のための活動に参加できる。 4. 助言を得ながら個人目標が達成できる。 5. 時間を守り行動することができる。 6. 就業規則に関する諸手続きの報告の必要性が分かる。 7. 病院内の各病棟および場所と診療科を対象に説明できる。 8. 医師の指示に関する（オーダーシステム）ルールが分かる。 9. 対象の負担を考慮し，物品を適切に使用する。 10. 施設内の診療情報に関する規定を理解する。 11. プライバシーを保護して診療情報や記録物を取り扱う。 12. 看護記録の目的を理解して，看護記録のガイドライン等に則して正確に作成することができる。 13. 自分の健康管理に気を遣い職員健診を受けている。 14. 助言を得ながら，対象等に対し，適切な情報提供を行う。 15. 決められた業務を助言を得ながら時間内に引き継ぐことができる。 16. 自己の能力を超えた看護が求められる場合には，支援や指導を自ら得たり，チーム員に相談したりすることができる。 17. 業務上の報告・連絡・相談を助言を得ながら適切に行うことができる。 18. 助言を得ながら複数の患者の看護ケアの優先度を考えて行動している。 19. 自分の役割と責任を理解し，共に働く同僚の行動に気づいて声かけができる。 20. 助言を得ながら関連各部門・他職種と連携できる。 21. 医療安全・感染予防・防災マニュアルを見て，指導を受けながら行動できる。 22. 助言を得ながら，ヒヤリ・ハット事例や事故報告の必要性が分かり，速やかに報告できる。 23. 助言を得ながら，よく使用する医療材料・機器の正しい取り扱いができる。 24. 血液製剤の特性を知り，マニュアルに沿って適切に請求・受領・保管する。 25. 指導を受けながら，薬品（麻薬，危険薬剤，常備薬品等）の正しい取り扱いができる。 26. 施設内の消火設備の定位置と避難ルートを把握し対象に説明できる。 27. 廃棄物（針，血液汚染等）の処理が適切にできる。

2019年2月

このように，月ごとに細かく目標を立てるのは，「頑張ればできそうな課題」に立ち向かう時，人はやる気を起こすとされているからである[1]。手を伸ばせば届く目標があることで成長のイメージを持たせることが新人教育として重要と考える。そのため，手術室で必要な知識・技術・態度を指導者が月ごとに設定し，新人が目指す状態を具体的にイメージできるようにしている。

そして，この計画を基に，新人自身がその月の目標を立て，用紙に記入する。例えば，「術野をしっかり見る」「ガウンテクニックを確実に行う」といったものである。さらに，「できるようになったこと」も併せて記入するようにし，新人が達成感を感じやすいよう工夫すると共に，ほかの手術室スタッフが新人の成長について関心を持てるよう，この用紙を休憩室に大きく掲げている（**写真**）。

新人看護師の手術看護技術の習得は，「見学」をして「見守りのもとに一人で実

◯ 資料2　手術室の新人月間目標

4月	5，6月	7，8月
1. 社会人としての生活に慣れる 2. 部署の一員として，職場環境に慣れる 3. 手術室の一日の流れが分かる 4. 医療事故マニュアルがあることが分かる 5. スタンダードプリコーションが分かる 6. 電子カルテの基本操作が分かる	器械出し看護・外回り看護を医療安全・感染防止を考慮し，指導・助言のもと実践できる 　1）看護実践を通して5・6月チェックリストの項目が達成できる 　2）日常業務の中で必要な報告・連絡・相談ができる 　3）1日の目標を明確にし，その目標を達成できるように看護実践する	器械出し看護・外回り看護を医療安全・感染防止を考慮し，指導・助言のもと実践できる 　1）看護実践を通して7月チェックリストの項目が達成することができる 　2）日常業務の中で必要な報告・連絡・相談ができる 　3）手術室看護記録（電子カルテ）が指導・助言のもと，記載・伝達することができる
9，10月	11，12月	1・2月
1. 経験の少ない手術・苦手な手術に取り組むことができる 2. ルーム内において，チームメンバーとして自分の役割を考えることができる 　1）次の手術を考慮したメンバー交代やルーム準備ができる 　2）自分の担当でない手術についても把握し，助言のもとにサブメンバーとして動くことができる	1. 脊椎手術の特性を理解し，指導・助言のもと手術介助につくことができる 2. 肝・膵・泌尿器手術の特性を理解し，指導・助言のもと手術介助につくことができる 3. 手術に使用するME機器や，体位固定具を安全・感染防止に留意して管理できる （不具合が生じた場合，管理者に報告できる）	1. 器械出し看護・外回り看護を医療安全・感染防止を考慮し，徐々に主体性を持って実践することができる 2. 個別性に応じた看護ケアを考え，ルームスタッフに伝えて実践することができる 3. 整形外科手術の特性を理解し，指導・助言のもと手術介助につくことができる 4. これまでの未習熟手術を自覚し自ら知識技術の向上に努める

施」をし，その後，「一人で実施」と段階を踏んで進んでいけるよう手術を担当する。担当する手術がステップアップする場合，まず勉強会を実施し，新人に実際の手術器具に触れてもらい，その後1度手術を見学し，さらに見守りのもと一人で実施となるよう手術を担当する（**資料3**）。

● 振り返り用紙を使った新人教育

振り返り用紙は外回り用，器械出し用の2種類を用意しており，基本的には手術担当前日に事前学習内容や目標を記入し，手術終了後に，一緒に担当した看護師と振り返りの時間をつくり，用紙に記入をしていく（**資料4**）。

● 写真 新人看護師の個々の月間目標とできるようになったことの掲示

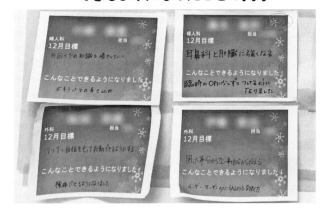

● 資料3 手術室での新人年間教育計画

4月	シャドー外回り			
5月	器械出しオリエンテーション／器械出しシャドー			
6月	Aチーム	Bチーム	耳鼻科	
	器械出し 外回り 呼吸器外科・産婦人科	器械出し 外回り 消化器外科 乳腺外科 小児外科	頸部手術	
7月			鼻内視鏡	
8月			鼓室形成術	
9月	器械出し 外回り 消化器外科 乳腺外科 小児外科	器械出し 外回り 呼吸器外科・産婦人科	↓	
10月				
11月				
12月	器械出し　膵臓	器械出し　肝臓		整形外科 　骨折勉強会
1月				骨接合
2月	器械出し　肝臓	器械出し　膵臓		頸部・転子部骨折
3月			↓	▼　脊椎手術勉強会

資料4 振り返り用紙

①日々の振り返り（外回り）

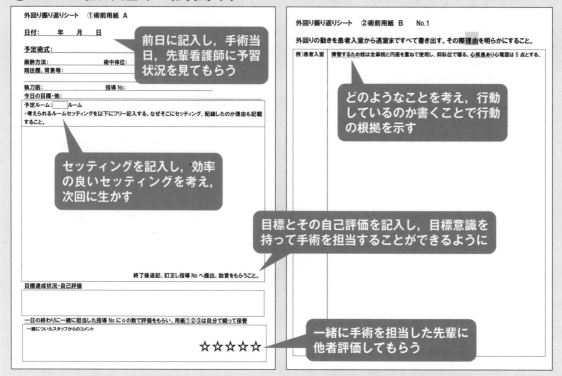

②日々の振り返り（器械出し）

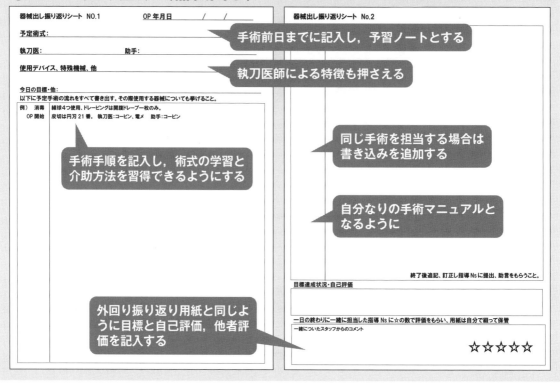

● **外回り用の用紙（資料4-①）**

術式やセッティング，手術の流れを記入する。そして，この手術で自分が克服したいと考えていることや，やろうと思っていることなどを目標にし，一緒に担当する看護師に提出する。

● **器械出し用の用紙（資料4-②）**

術式とどのような器械を準備し，どのように渡すのかを事前にイメージトレーニングできるよう記入する。手術室には各科手術のマニュアルはあるが，自身が経験した手順を記入することで，この用紙が自分なりのより詳細な手術マニュアルになり，次に同じ手術を担当する時に生かせる内容にすることが目的である。

● **用紙の活用方法**

手術当日の朝，一緒に担当する看護師にこの用紙を渡し，その日の新人の目標を共有しておく。そして実際に手術が始まって新人の行動で気になったことがあれば，なるべくタイムリーに助言を行う。この振り返りを一緒に担当した看護師と行うことで，なぜこのようなことをするのかといった根拠を知ることとなり，先輩の手術看護に対する看護観を知る機会になる。またその日の目標に対し，どの程度達成されていたか，良い面を振り返るポジティブフィードバックを行うことで，新人が次も頑張ろうとやりがいを持てるよう指導するようにしている。携わった手術や業務について，その日一日の実践を振り返り，うまくいかなかった部分を確認し，自分がどうすればよかったか内省し，新しい発見は何だったのかを記憶して積み重ねる。このことが，次回の繰り返す実践の質を向上させることになると言われており[2]，この過程で経験から学ぶ力を強化し，経験から成長できる人材を育てることができると考える。

教育評価

月ごとに教育目標を掲げていることから，その目標が達成できているかどうか，どの程度まで達成できているのかを評価している。教育評価は，知識・技術・態度の視点で評価する。

器械の名前，使用方法，手術手順，麻酔の知識といった手術室の知識は，器械出し看護チェックリスト，外回り基本知識チェックリストにリストアップし，自己・他者評価を行う。他者評価では，実地指導者が新人の担当する実際の器械出し看護

資料5 チェックリスト

①外回り看護技術チェックリスト

4：できる　3：助言があればできる　2：分からない　1：知らない　として評価する。
※入室準備〜入室まで

	自己	他者	自己	他者
①カルテより患者情報を取得し事前に看護問題を抽出できる。				
②手術体位を考慮したベッドを準備できる。				
③麻酔方法に応じた枕の選択ができる。				
④手術に応じたデバイスやモニターの準備ができる。				
⑤手術に応じたデバイスやモニターのセッティング位置を考え配置できる。				
⑥患者入室のために室温を調整し，ベッドを温めておくことができる。				
⑦麻酔科指示の薬剤をダブルチェックし正しく準備することができる。 ・使用する薬について効果，副作用，使用方法が言える。				
⑧麻酔科指示の末梢ルートを正しく準備することができる。				
⑨麻酔科指示のAライン，Vライン確保の準備物品を準備できる。				
⑩麻酔科指示の挿管方法に応じた挿管物品を正しく準備できる。 ・挿管チューブの種類の確認 ・挿管チューブのカフに破損がないかの確認 ・スタイレットが挿管チューブから突き抜けていないかの確認 ・喉頭鏡やその他デバイスが正しく作動するか，電池が切れていないかの確認				

②器械出し看護チェックリスト

外科　腹腔鏡下手術
〔評価方法〕1：できる　2：助言があればできる　3：努力を要する

	自己	他者	自己	他者
	/	/	/	/
□器械セットを集めることができる				
□清潔物品を集めることができる				
□管理室指示に沿って，適切な硬性鏡とデバイスを準備することができる				
□持ち込み物品をルームに準備することができる				
□開腹の可能性が高い場合は，開腹に必要な物品を追加準備している				
□器械展開の準備をすることができる（不潔廊下ドアの電源off，無影灯の清拭，器械台の清拭，清潔確保）				
□最初に展開する清潔物品の準備をすることができる				
□清潔操作で器械台にキット・清潔物品の展開をすることができる				
□清潔に埃よけシーツをとることができる				
□清潔にメイヨー台カバーをかけることができる				
□清潔に器械セットを取り器械台に置くことができる				
□事前に医師に必要物品を確認することができる				
□手術前の器械準備をすることができる				
□デバイスの組み立てをすることができる				
□吸引・洗浄鉗子を組み立てることができる				
□硬性鏡を手術開始まで安全に管理することができる				
□ドレープを清潔にかけることができる				
□手術手順どおりにセッティング介助をすることができる				
□メスを正しく執刀医に渡すことができる				
□硬性鏡は，使用開始時までメイヨー台上で安全に管理することができる				
□ポート挿入の介助をすることができる				
□術式に沿って鉗子を選択し，正しく渡すことができる				
□術野から戻ってきた器械をきれいに拭き，破損確認もしている				

> チーム変更前に評価を行い，次のステップへ

> 基本的手技をリストアップし自分の介助を振り返ることができる

場面や外回り看護場面から評価を行う。この評価でステップアップするかの判断基準としている（**資料5**）。

態度は，新卒の場合，社会人基礎力である「一歩踏み出す力や考え抜く力」や「チームで働く力」を持ち合わせているかを評価している。これは手術室だけに必要な態度ではなく病院全体で評価するものとなるので，教育委員会からの社会人基礎力チェックリストで評価をし，病院全体で新人の社会人としての態度を評価している。

そして，当院では新人に対しこまめに師長，教育担当者が面接を行っている。まず，入職後3カ月以内に教育担当者が個人面談をする。この時，新人には，社会人となり日常生活パターンが崩れていないかを確認している。また，ノートのまとめ方やメモの書き方が分からず，レポートに苦しむ新人もいるため，自分たちがどのように学習をしてきたか，レポートは具体的にどう書けばよいのかなど教育担当者の新人時代の経験を話してもらうようにしている。師長も新人に対し，気になることがあればすぐに面接を行っている。こうしてこまめに不安や悩みを表出できる場をつくることで，精神的なフォロー体制を確立している。

そして，教育担当者，実地指導者たちも悩みを抱えてしまわないよう，月に一度，新人指導者会議を行っている。この会議には，師長，教育委員担当の係長，指導担当者，実地指導者が参加する。会議内容は主に，新人の現状報告と問題抽出，指導方針の確認や修正，意見交換を行う。この会議をすることで新人の悩みを把握し，早めの対処ができるだけでなく，実地指導者自身が自分の指導方法でよかったのかと悩んでいることに対処することができる。指導方法について話し合うことで，同じ指導方針で新人を指導するようにしている。

当手術室では，細かく年間計画を作成し，新人が目指す姿を目標で見える化することで新人が達成感を得やすくし，さらに，この教育計画で長期的に手術室看護師の教育を行っていることを手術室スタッフ全体で共通理解するようにしている。そして，日々の振り返りでポジティブフィードバックを行い，指導者たちが手術看護について語ることで，手術看護が好きだと思える看護師教育を目指している。

引用・参考文献
1）松尾睦：職場が生きる人が育つ「経験学習」入門，P.82，ダイヤモンド社，2011.
2）土蔵愛子著：手術看護に見る匠の技，P.55，東京医学社，2012.

3 教育方法の紹介
～大阪市立総合医療センター

野瀬珠美

当手術センターの概要

　当手術センターは，手術室21室を備え，看護師83人が在籍している。「安全・安心で質の高い手術看護」「多職種連携・チームワーク」「キャリアアップを支援する教育制度」を柱に，年間約11,000件を超える多種多様な手術を行っている。ナビゲーションシステムや手術支援ロボット，血管X線装置を備えたハイブリッド手術室など，手術医療の技術革新は目覚ましく，高齢患者や合併症を伴うハイリスク症例の手術が増加し，術中看護に求められる役割はより高度化・複雑化している。一方で，周術期管理として求められる役割は多様化し，入院前から退院前，地域との連携を含めた幅広い活躍が期待されている。既知の価値観にとらわれず，時代のニーズに対応した人材を育成するため，教育システムも毎年マイナーチェンジを繰り返している。多くの患者との出会いを大切に，安全で確実な看護を提供するための当手術センターでの教育体制を紹介する。

● 看護体制

固定チームナーシング

チームの運営：2チーム制

チームの構成：

Aチーム：消化器外科・消化器内科・肝胆膵外科・肝臓内科・乳腺外科・産婦人科・泌尿器科（成人・小児）・心臓血管外科（成人・小児）・眼科（成人・小児）

Bチーム：整形外科（成人・小児）・救急科・脳神経外科（成人・小児）・呼吸器外科・形成外科（成人・小児）・耳鼻科（成人・小児）・口腔外科・小児外科・小児総合診療科・精神科

新人教育

● 教育計画の目的

1. 効果的・効率的に教育・指導を行い，すべての診療科に対応できる手術室看護師を育成する
2. 各診療科においての教育指導の質を向上させると同時に，指導者の育成を強化する
3. 教育・指導に必要な教材などの活用を行い，研修者自ら自己学習が行えるように支援する

● 研修期間

1. 新人看護師：原則1年半（研修の進行速度・期間は，個人の熟達度に応じて調整する）
2. 既卒経験看護師：原則1年（他施設での看護経験に応じて研修期間を配属時に設定する）

● 新採用者教育計画

各診療科研修は，原則として器械出し看護から開始する。

侵襲の大きさ，清潔度，術式の複雑さから，各診療科手術を3つのレベルに分類し，レベル1から順次研修を進めていく（**図1**）。

● 図1 新人看護師教育計画タイムスケジュール

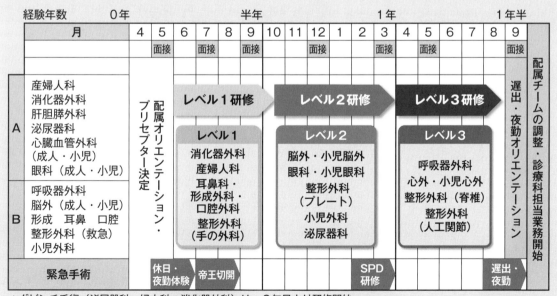

* ダビンチ手術（泌尿器科・婦人科・消化器外科）は，2年目より研修開始
* 遅出勤務は，レベル2の研修中の2年目から開始する
* キャリアラダーレベル2より，周術期管理外来研修開始

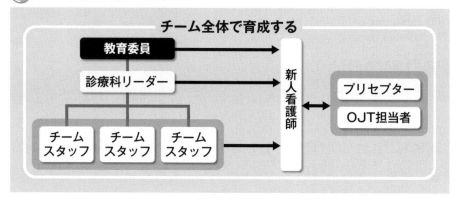

図2 人材育成の概要図

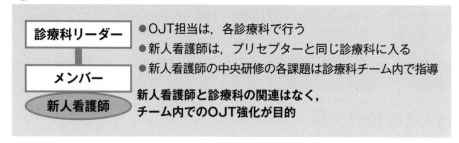

図3 各診療科チームでのOJTの実施

　安全管理・感染管理・術中体位・防災対策・看護倫理・看護記録に関する教育は，年間計画を作成し，各役割担当者が講師となって，研修進度に合わせたタイミングで実施している。

具体的な指導方法

　新人看護師には，プリセプターを1人配置し，主に新人看護師の精神的な支援を行う（**図2**）。

　チーム支援型指導でOJTを実施し，各診療科での指導開始から評価までは，各診療科チームが行う（**図3**）。

　診療科リーダーは，各診療科の指導内容をまとめた「指導要綱」を活用し，診療科のオリエンテーションを実施する。なお，指導者による指導内容の統一のため，必ず「指導要綱」を使用する。

　各診療科の初回手術は，指導者と共に器械出し看護あるいは外回り看護を行う（以下，W研修とする）。W研修終了後は，振り返りの場を設け，指導内容と新人看護師の理解度を確認する。各診療科のW研修を1回実施後，独り立ちで5回を経験し，新人看護師がチェックリストの自己評価を実施した後で，指導者による他者評価を行い，診療科研修終了の有無を新人看護師または教育担当者へ伝える。

新人看護師の指導内容および習得度は，必ず各診療科のチームメンバー内で共有し，メンバー全員が新人看護師の把握を行えるようにする。

● 指導時の注意点
● 事前のオリエンテーション内容の統一とイメージ化

指導者による指導内容・指導時間の差を極力なくすため，「指導要綱」を基に，オリエンテーションを実施する。指導者は，新人看護師が行動をイメージできるように具体的な言葉で順序立てて伝える。土藏[1]は「手術室看護師の看護技術習得に影響するものには『教え込む徹底した教育システム』と『身体に覚えこませた繰り返す実践』がある」と述べているように，看護実践に向けた準備を十分に行うようにしている。

● チームパフォーマンスを向上させるコミュニケーション

患者を担当する際は，医師を含めたチームメンバーとの良好なコミュニケーションを図ることから始める。パトリシア・ベナー[2]は，「医師と看護師との間に良いコミュニケーションが存在し，協力的な相互作用が行われているところには柔軟性があり，患者は利益を得ることができる」と述べている。手術は，執刀医師，麻酔科医師，看護師などの多職種の協働で進行している。事前にコミュニケーションを図ることによって，より良い手術環境が整い，チームパフォーマンスが向上する。

● 自立した看護実践力を身につけるための指導

手術中は基本的に見守り，圧迫感を与えないようにすることが重要である。術中は，危険な動作や手術の進行の妨げになる行動がない限り，新人看護師ができるところまでさせ，手術終了後に自己評価を確認しながら，助言を行うことが望ましい。そのため，振り返りはとても重要となる。

● 評価の目的

評価の目的を次に示す。複数の指導者がいる場合，1人の新人看護師の評価を行う上で，目的を明確にしておくことは大切である。

1．新人看護師の課題と到達目標を明確にする
2．事前にどのような課題があるかを把握する
3．到達度を見える形にすることで，プラスのフィードバックにつなげる
4．評価結果をファイルに綴じていくことで，自己の成長記録とする

● 指導者の育成

指導者とは，新人看護師に対して，手術看護の実践の指導，評価などを行う者で

ある。手術室看護師として必要な基本的知識，技術，態度を有し，手術看護を的確かつ自律的に実施できる能力があり，知識，技術の指導だけでなく，情緒的に安定した教育的指導ができることが望ましいと考える。指導者としての条件となる次の6つの項目が維持できる看護師の育成が重要である。

1．新人看護師の心理的安定を図り，自己の目標・課題を達成していけるよう支援できる
2．新人看護師と良好な関係を築くことができる
3．認めていることを伝え，励まし，新人看護師の自律を支援することができる
4．相手を尊重した態度で指導することができる
5．一緒にどうしたらよいのか考える姿勢が持てる
6．新人看護師とのかかわりや指導上で，困難や問題と感じた場合は，教育担当者や部署管理者へ相談，助言を求めることができる（自分1人で抱えこまない）

　以上のような指導者の育成を行うことにより，より質の高い手術看護が実践できる新人看護師の育成につながると考える。

引用・参考文献
1）土藏愛子：手術室看護師の看護技術習得に影響するもの，日本手術看護学会誌，Vol.7，No.1，P.3～9，2011．
2）パトリシア・ベナー著，井部俊子他訳：技術習得に関するドレイファスモデルの看護への適応，ベナー看護論―達人ナースの卓越性とパワー，P.10～27，医学書院，1992．
3）齋藤史子，大石都，小野寺ひとみ：手術室看護師が業務上抱く不安内容の分析と構造，第35回日本看護学会集録（看護総合），P.43～45，2004．
4）中村あや子，尾崎フサ子，川崎久子他：看護婦の仕事意欲に関する研究―職場でやりがいを感じた時の分析から，新潟大学医学部保健学科紀要，Vol.7，No.3，P.309～313，2001．
5）看護職員実態調査・情報管理部調査研究課編：'97看護職員実態調査，日本看護協会調査研究報告，No.54，1999．
6）二村敏子：組織の中の人間行動，P.156，有斐閣，1982．
7）佐藤紀子，菊池京子他：座談会 手術室の看護管理と手術看護の専門性，看護管理，Vol.11，No.4，P.266～273，2001．

執筆者一覧

〈編著〉 **松原 昌城**
　　　医療法人社団英明会 大西脳神経外科病院 手術看護認定看護師

〈執筆〉 **近畿地区手術看護認定看護師会**

川原美穂子	京都大学医学部附属病院
灘本　　武	大阪医科大学附属病院
藤原　亮介	和歌山ろうさい病院
岩瀬　文恵	関西電力病院
川崎恵理子	浅香山病院
宮本久美子	大阪府済生会吹田病院
玉木　裕二	第一東和会病院
松本　麻耶	宇陀市立病院
岩井　　拓	近畿大学奈良病院
佐々木光隆	済生会滋賀県病院
中尾　康樹	神戸労災病院
村上　貴子	兵庫県立がんセンター
野瀬　珠美	大阪市立総合医療センター
谷山　智子	京都第一赤十字病院

〈イラスト〉
　　　中山　佳之　　近畿地区手術看護認定看護師会
　　　　　　　　　　　一般財団法人 住友病院

〈編集協力〉
　　　豊島　康仁　　近畿地区手術看護認定看護師会 会長
　　　　　　　　　　　大阪市立総合医療センター

麻酔看護 要点整理

2019年9月8日発行　第1版第1刷

編著：松原昌城 ©
　　　まつばら　まさしろ

企　画：日総研グループ
代　表　岸田良平
発行所：日総研出版

本部	〒451-0051 名古屋市西区則武新町3-7-15(日総研ビル)　☎ (052)569-5628　FAX (052)561-1218	
日総研お客様センター　電話 0120-057671　FAX 0120-052690		名古屋市中村区則武本通1-38 日総研グループ緑ビル　〒453-0017

札幌	☎ (011)272-1821　FAX (011)272-1822　〒060-0001 札幌市中央区北1条西3-2(井門札幌ビル)	広島	☎ (082)227-5668　FAX (082)227-1691　〒730-0013 広島市中区八丁堀1-23-215	
仙台	☎ (022)261-7660　FAX (022)261-7661　〒984-0816 仙台市若林区河原町1-5-15-1502	福岡	☎ (092)414-9311　FAX (092)414-9313　〒812-0011 福岡市博多区博多駅前2-20-15(第7岡部ビル)	
東京	☎ (03)5281-3721　FAX (03)5281-3675　〒101-0062 東京都千代田区神田駿河台2-1-47(廣瀬お茶の水ビル)	編集	☎ (052)569-5665　FAX (052)569-5686　〒451-0051 名古屋市西区則武新町3-7-15(日総研ビル)	
名古屋	☎ (052)569-5628　FAX (052)561-1218　〒451-0051 名古屋市西区則武新町3-7-15(日総研ビル)	商品センター	☎ (052)443-7368　FAX (052)443-7621　〒490-1112 愛知県あま市上萱津大門100	
大阪	☎ (06)6262-3215　FAX (06)6262-3218　〒541-8580 大阪市中央区安土町3-3-9(田村駒ビル)	この本に関するご意見は，ホームページまたは Eメールでお寄せください。E-mail cs@nissoken.com		

・乱丁・落丁はお取り替えいたします。本書の無断複写複製（コピー）やデータベース化は著作権・出版権の侵害となります。
・この本に関する訂正等はホームページをご覧ください。www.NISSOKEN.com/sgh

研修会・出版の最新情報は

www.nissoken.com

日総研　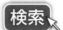